Constelaciones Familiares & Laborales

CLAUDIO ALBERTO GONZÁLEZ

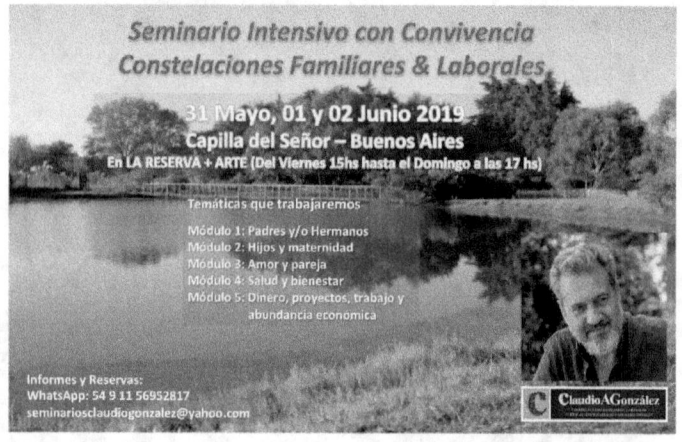

Seminario Intensivo con Convivencia
Constelaciones Familiares & Laborales

31 Mayo, 01 y 02 Junio 2019
Capilla del Señor ~ Buenos Aires
En LA RESERVA + ARTE (Del Viernes 15hs hasta el Domingo a las 17 hs)

Temáticas que trabajaremos

Módulo 1: Padres y/o Hermanos
Módulo 2: Hijos y maternidad
Módulo 3: Amor y pareja
Módulo 4: Salud y bienestar
Módulo 5: Dinero, proyectos, trabajo y
            abundancia economica

Informes y Reservas:
WhatsApp: 54 9 11 56952817
seminariosclaudiogonzalez@yahoo.com

Claudio A González

ISBN: **9781087315089**

Versión 2019-08-08 — V. 46.065

Constelaciones Familiares & Laborales

Seminario Intensivo con Convivencia

31 de mayo y 1 y 2 de junio 2019

La Reserva: Naturaleza + Arte

Capilla del Señor

Provincia de Buenos Aires

Argentina

CLAUDIO ALBERTO GONZÁLEZ

Definiciones RAE

Constelación — Definición de RAE (Real Academia Española— 2019)

https://dle.rae.es/srv/search?&w=constelaci%C3%B3n

Del lat. constellatio, —ōnis.

1. f. Conjunto de estrellas que, mediante trazos imaginarios, forman un dibujo que evoca una figura determinada.

2. f. Conjunto, reunión armoniosa.

3. f. desus. Clima o temple.

Familiar — Definición de RAE (Real Academia Española— 2019)

https://dle.rae.es/srv/search?&w=familiar

Del lat. familiāris.

1. adj. Perteneciente o relativo a la familia. Una costumbre familiar.

2. adj. Conocido previamente. Su cara me es muy familiar.

3. adj. Dicho del trato: Llano y sin ceremonia.

4. adj. Dicho de una palabra, de una frase, del lenguaje, del estilo, etc.: Natural, sencillo y propio de la conversación normal y corriente.

5. adj. Dicho del envase de un producto comercial: Que tiene un tamaño superior al normal y resulta, generalmente, más económico.

6. adj. Dicho de un vehículo, especialmente de un coche: De gran capacidad y con el portaequipajes trasero incorporado al habitáculo.

7. adj. Dicho de un rasgo normal o patológico: Que se repite dentro de una familia.

8. m. y f. Pariente o deudo de una persona.

9. m. Eclesiástico o seglar que acompaña o asiste a un obispo.

10. m. Sirviente de la comunidad de un colegio.

11. m. Ministro del antiguo tribunal eclesiástico de la Inquisición que estaba presente en los prendimientos y en otras misiones.

12. m. En la orden militar de Alcántara, hombre que por afecto y devoción era admitido en ella, ofreciendo gratuitamente, de presente o futuro, el todo o parte de sus bienes.

13. m. Persona que tomaba la insignia o hábito de una religión, como los hermanos de la orden tercera.

14. m. Demonio que se suponía tenía trato con una persona a la que acompañaba y servía.

15. m. Persona que tiene trato frecuente y de confianza con alguien.

16. m. desus. Criado doméstico.

Laboral — Definición de RAE (Real Academia Española— 2019)

https://dle.rae.es/srv/search?&w=laboral

De labor y —al.

1. adj. Perteneciente o relativo al trabajo, en su aspecto económico, jurídico y social.

Claudio Alberto González

Experiencia y Trayectoria

https://linktr.ee/claudioalbertogonzalez

WhatsApp: +54(911) 5695—2817

Profesional del área de Marketing con pensamiento estratégico y visión generalista del negocio. Cuenta con más de 20 años de trayectoria como Directivo, desarrollada en Compañías Nacionales e Internacionales de Venta Directa, dentro del país y en el exterior. Experimentado en administrar situaciones de crisis y de cambio organizacional.

Desde el 2005 se dedica a la Consultoría, Mentoring, Capacitación, Comunicación Interna y Coaching. Ha desarrollado el Programa de Optimización Organizacional ® (POO) en el que además aplica el enfoque Fenomenológico, las Intervenciones Sistémicas y el Management Sistémico en Organizaciones. Su trabajo lo desarrolla tanto en el mercado local como el internacional (Argentina, Chile, México, Perú y Uruguay).

Desde el 2010 y hasta la actualidad facilita Talleres, Seminarios Intensivos, Consultas individuales y Consultas por videoconferencias en Constelaciones familiares, laborales y organizacionales en diferentes Espacios y Teatros en Argentina y exterior. También coordina Grupos y Seminarios de formación en constelaciones familiares, laborales y organizacionales en Argentina, Chile, Uruguay, Perú y México, España y Estados Unidos. Dicta Seminarios y Convivencias de Transitando Etapas Vitales que dieron origen a su primer libro.

Diplomado en Habilidades Directivas (PHD, Universidad de Chile) 2004/2005. Postgrado en Marketing Avanzado (ISEAN—Levy&Marketing) 1996/1997. Coach Organizacional (LLC—Leading Learning Communities)

2001/2002. Licenciatura en Comercialización (Articulación en UCS—Universidad Católica Salta) 1999/2000. Técnico Superior en Comercialización (FAECC Fundación de Altos Estudios en Ciencias Comerciales) 1984/1988.

Certificación Internacional en Management Sistémico y Constelaciones Organizacionales (UDEC, Universidad Multicultural Emilio Cárdenas de México. INFOSYON International Forum for System Constellations in Organizations and Talent Manager 2012/13). Formación Internacional en Constelaciones Organizacionales e Intervenciones Sistémicas (Centro Bert Hellinger Argentina 2011). Constelaciones Familiares y Soluciones Sistémicas (Centro Bert Hellinger Argentina 2009/10). Eneagrama Personal y Organizacional (Centro Argentino de Eneagrama 2001/03).

Se ha formado en Entrenamientos intensivos con: Bert Hellinger (2010, 2014, 2015). Stephan Hausner (2009, 2014, 2016), Jan Jacob Stam (2011, 2012), Gunthard Weber (2011), Joan Garriga (2011), Claude Rosselet (2012), Siegfried Essen (2014), Mike Boxhall (2013), Tiiu Bolzmann (2009, 2010, 2011, 2012, 2013, 2014, 2015, 2016), Angélica Olivera de Malpica (2014, 2015), Cecilio Fernandez Regojo (2012, 20,13, 2014), María de los Hoyos (2009, 2010, 2011, 2012, 2013, 2014, 2015, 2016, 2017, 2018). Mayé Arredondo (2014).

Alcanzó Nivel Avanzado de Somatic Experiencing (Asociación Brasilera de Trauma) (2016,2017,2018)

Autor del libro *"Etapas Vitales"* publicado en Amazon Kindle (2019) con Ariel Castiglioni.

Entre el 2012 y 2014, Coordinó talleres de Coaching Sistémico y Constelaciones Familiares dentro de la ONG "A Cielo Abierto", en la Unidad Penitenciaria *N°*40 en Buenos Aires, cuyo objetivo es disminuir la violencia entre los internos, favorecer la reinserción social y laboral de los mismos.

Prólogo de un participante
(que vivió el taller y el nacimiento de este libro)

Llegamos a Capilla del Señor nueve personas que viajamos desde Concepción del Uruguay. Nos recibió un lugar maravilloso paradisíaco lleno de naturaleza, árboles grandes, pájaros diversos, un lago, una pradera extensa y el otoño coloreando el paisaje.

Llegué muy contenta de haberme permitido venir, de desear estar aquí y de que se me haya posibilitado estar.

Cuando llegué, todo el grupo nos presentamos y Claudio, humilde y tan cercanamente nos saludó y nos invitó a merendar para luego reunirnos en el salón y comenzar con las actividades.

Luego de presentarnos nos preguntó qué temas veníamos a trabajar o a ver. Verdaderamente no tenía claro qué me había traído o quizás me asustaba tocar el tema que más me molesta en mi vida, ya que es mi gran secreto y no sabía si quería decirlo. Quizás por miedo a saber y perder ese amor o por miedo a que me juzguen. Por suerte no fui la primera en hablar y a medida que los demás participantes compartían sus temas me fui aclarando.

Luego de haber pasado y expuesto mi tema me surgió escribir:

"Es como una especie de confesionario, decidir el tema, hacerte consciente, reconocer dónde estás, tu dolor, tus pensamientos, tus emociones.

Tu vergüenza se va, lo contás, perdés el miedo a que te juzguen, y te liberás, te aceptás, así como estás en este momento.

Te haces cargo, responsable de tus decisiones; abrís la puerta para cambiar, para caminar hacia la vida que sueñas".

Luego de casi tres días juntos, de ver y participar aproximadamente veinte Constelaciones, de compartir dinámicas de empoderamiento, de ordenar prioridades, de cambiar paradigmas de vida hacia la confianza en que sí puedo ser y hacer lo que me hace feliz, me voy con fuerza de accionar hacia concretar mis deseos, de jugármela por lo que quiero, sin miedo del qué dirán, con la fuerza y el apoyo de mi familia y con la información necesaria para tomar decisiones de crecimiento, de ser más yo misma, libre y naif enamorada.

Agradezco por este encuentro a Claudio por brindarse tan abiertamente y compartir su experiencia y conocimiento.

Agradezco al lugar, a la naturaleza que nos contuvo, a la gente maravillosa que nos atendió, y a la calidez del grupo que me permitieron aprender más y sanar.

Gracias.

Anónimo
2/6/2019
Capilla del señor
Buenos Aires

Introducción por Claudio Alberto González

Este es mi primer libro sobre Constelaciones que desde hace años soñaba escribir. Si bien hay muchísimo material sobre este tema, me pone contento que hayas elegido leer este libro, contiene mi esencia.

Llevo 57 años preparándome para esto con la gran suerte de haber podido contar con grandes y sabios maestros de vida que hoy honro.

En el libro te cuento, que es posible reinventarse dándose ideas para ello. Vas a poder vivenciar y sentirte presente en uno de mis Seminario de Constelaciones, que son todos únicos e irrepetibles. Vas a poder emocionarte, reír, pensar y soñar. Hasta puede llevarte a la acción... y ese sería para mí el mayor regalo, porque para eso lo escribí, para vos, para que te ayude y asista en tu vuelo.

Mientras lo escribía recordé algo de mi historia, recordé constelaciones que me impactaron, que llevo en mi corazón y que ahora elijo contarte.

Lo escribí de una manera sencilla, amena, fácil de leer y con muchos ejemplos propios. Y también incluyo material que utilizo para empoderarme y empoderar. ¡Para que puedas ordenarte mejor y se te facilite el alcanzar tus sueños!

Este libro se lo quiero dedicar a la Vida y al Futuro, a mis amados hijos Joaquín y Abril que son maravillosos, a su mamá Teresa con quien estuve casado veinte años. Se lo dedico a Fede y Nico, mis dos hijos mayores no nacidos. A mis padres Neli y Alberto, A mis abuelos Conce, Coca, Félix y Valerio, A mis hermanos Marce, Gaby y Maxi, mis cuñadas Marianela y Vero, a mis sobrinas y sobrinos Facundo, Agustina, Nicolas, Catarina, Sofía, Felipe, Federico y ¡a los que vendrán! ¡A mis amigas y amigos del alma y de hierro! Todos ellos son una parte muy importante de mi vida, son mi sistema familiar de origen y mi sistema familiar actual.

Dejo para el final, a las maravillosas personas que me acompañaron este fin de semana y que sin ellas hubiera sido imposible escribir este libro, con muchas de ellas nos conocemos desde hace tiempo y me siento muy feliz que hayan participado con tanto amor poniendo lo mejor de sí. Gracias gracias gracias, Andrea, Araceli, Claudia, Cristina, Débora, Gabriela, Gastón, Gisela, Griselda, Hernán, Laura, María Rosa, Mirta, Neli, Nely, Raquel, Susana y Virginia, ¡¡¡Gracias gracias gracias por tanto!!!

¡Comencemos!

¿Qué son las Constelaciones Sistémicas?

Todos nosotros estamos atravesados por múltiples sistemas:

- un sistema familiar de origen (de dónde venimos),
- un sistema familiar actual (el que conformamos con la pareja e hijos),
- un sistema laboral, y
- un sistema organizacional.

Nuestro cuerpo, también es un sistema. Es decir que donde exista un sistema, con esta maravillosa herramienta llamada Constelaciones Sistémicas, podemos trabajar para ordenarlo.

Lo que normalmente sucede es que cuando tenemos dificultades en algún ámbito, se reflejan en los otros, repetimos muchas historias, y también muchas tragedias. Lo que no se resuelve en un nivel o plano ancestral pasa al siguiente, y es así como venimos cargando con cadenas de lealtades invisibles que por amor sostenemos y por lealtad repetimos provocando mucho dolor.

Dependiendo del ámbito donde nos desenvolvemos las constelaciones se denominan:

- Constelaciones de nuestra familia de origen.
- Constelaciones de nuestra familia actual.
- Constelaciones en el ámbito de la salud.
- Constelaciones laborales y Constelaciones organizacionales.

La Constelación es una herramienta de tipo sistémica y fenomenológica; es sistémica porque responde dentro de cualquier tipo de sistema, y es fenomenológica porque somos observadores imparciales del movimiento y de la evolución de los fenómenos que se manifiestan al realizarla. Es muy versátil y permite observar cuál es el ordenamiento que los integrantes tienen dentro de su sistema.

Todos nosotros creemos que ocupamos un rol indiscutible; somos hijos de, esposo/a de, madre/padre de. Lo interesante surge cuando al iniciar una Constelación descubrimos que nada es lo que parece, que por amor y lealtad a mis padres los estoy sosteniendo como si fueran mis propios hijos/abuelos, abandonando o no logrando tener la fuerza suficiente para concretar mi propia vida ni proyectos.

Es una metodología que utilizamos para analizar todos los componentes de una persona y su entorno desde un punto de vista sistémico, es decir como un sistema de un "todo".

Quien trajo a la luz las Constelaciones familiares fue Bert Hellinger, nacido en Alemania el 16 de diciembre de 1925. Bert Hellinger es filósofo, teólogo y pedagogo alemán y actualmente, a sus 94 años, sigue dando conferencias y seminarios en diferentes lugares del mundo sobre Constelaciones Familiares.

Descubrió que existen órdenes y leyes que rigen los sistemas, que cuando un sistema está desordenado provoca infelicidad a los miembros de este. De esa manera, el ordenamiento sistémico que provoca una Constelación permite que el Orden provoque y habilite el fluir armónico del Amor.

Luego de las Constelaciones Familiares de Bert Hellinger, Gunthard Weber siguió desarrollando el tema de Constelaciones y de sus estudios se desprendieron las Constelaciones Organizacionales y el management sistémico (el cual actualmente realizo en las organizaciones y empresas que me contratan para analizar organigramas y procesos).

Gracias a la gran maestra Tiiu Bolzmann, quien trajo a Argentina el conocimiento al radicarse aquí en 1998, y luego al mismo Bert Hellinger, es que hoy las Constelaciones Familiares se han expandido como práctica en todo el continente americano.

Definimos este proceso como una serie de pasos:

- **Identificar** las particularidades de una persona.
- **Ordenarlas** en una imagen.
- **Trasladarlas** a un conjunto de personas u objetos.
- **Intervenir** para integrar, incluir y agradecer.

Una de las definiciones que tiene la palabra *"Intervenir"* es "tomar temporalmente una propiedad ajena", y eso es exactamente lo que hago en este proceso.

Cuando efectúo una Constelación a una persona, tomo por unos instantes en mi corazón y en mi mente las propiedades que veo, observo y siento. Así me conecto, vibrando junto a su sentir en concordancia con ella. Una vez lograda la conexión entre mi propio sistema con el sistema que aporta la persona constelada, el sistema nos va indicando por dónde se orienta la solución, nos muestra por donde está el camino. Muchas veces la solución está donde la persona no puede ver o donde más le duele ver. Allí es donde el sistema nos indica el camino, para que al conectarnos con lo que la persona no puede ver, con lo excluido u olvidado, se abra una puerta de acceso a la sanación y liberación. Un dolor y una emoción profunda posiblemente le brotará con lágrimas desde su interior. Son lágrimas que la purifican, regalando a sus ancestros su liberación y a ella el orgullo de haber sido valiente y haber tenido el coraje de llegar hasta allí. El regalo (el presente) es el amor que le comienza a fluir en todas sus formas, con sonidos, olores y colores. Entonces la persona queda libre, con claridad, alivio y agradecimiento. Esa persona ya no está más sola, ahora están su papá y mamá detrás suyo, y la apoyan también sus ancestros. Entre todos la cuidarán, la amarán, la protegerán y la impulsarán a concretar con ellos sus sueños, que también son los de ellos, ya que ahora la persona integrada es también ellos y todos ellos habitan en ella.

Realizar una Constelación es asistir a la persona a que integre su vida, sus historias, su pasado, su presente y su futuro. Integrar e incluir es el objetivo, tomando como eje el pedido concreto que la persona solicita. Esto permitirá que la persona se emocione, se integre e incluya lo que desea, como también que su corazón se abra a la compasión y a la aceptación de cómo son las cosas. Es entregarse con amor a su propio sistema entendiendo que será quien, en su manto compasivo, lo sanará.

Hasta aquí hemos allanado el camino. Hemos trabajado en entender nuestra experiencia y haciéndonos preguntas sobre nuestro propósito. Finalizamos la etapa del allanamiento hablando del momento, de la pregunta *Cuándo*.

En un ejercicio de Constelaciones podemos utilizar elementos para componer un sistema (personas en una sala, fichas de ajedrez en un tablero, muñecos u otros objetos elegidos).

Ese sistema lleva un proceso que va cambiando hasta que se encuentra el ordenamiento que mejor nos represente. Al comienzo podemos sentirlo en desarmonía, moviendo los elementos sin entender bien cómo lograr representar nuestro interior. Aquí un facilitador debidamente entrenado estimula con preguntas la creación de un nuevo sistema (nuevo dibujo o formación de elementos) para que el conjunto de elementos entre en armonía.

Para lograr esa armonía el facilitador podrá pedir a las personas, o a la persona constelada que diga determinadas frases llamadas sanadoras, o que haga determinadas acciones como agradecer, abrazar o retirar un componente del sistema.

Mi intención en este libro es hacer una introducción a los componentes de la Constelación para que obtengan herramientas que les ayuden a ordenar los elementos de sus vidas.

Actualmente existen un gran número de libros que hablan sobre las Constelaciones Familiares desde distintos enfoques. Si estás interesado en iniciarte o profundizar sobre este conocimiento, te sugiero dos libros que te ayudarán en este propósito: *"El manantial no tiene que preguntar por el camino"* de Bert Hellinger Editorial *Alma* Lepik, y *"¿Qué son las Constelaciones Familiares?"* de Tiiu Bolzmann Editorial *Alma* Lepik.

Extraído de mi libro *"Etapas Vitales"* publicado en Amazon Kindle (2019) que escribimos junto a mi amigo Ariel Castiglioni y que ahora me permito compartir con ustedes.

Los Órdenes del Amor

Si bien como dije anteriormente hay muchos libros que hablan sobre los Órdenes del Amor, en estas líneas buscaré detallar el tema.

Bert Hellinger descubrió que existen órdenes y leyes que rigen los sistemas. Hay de dos tipos, los Órdenes del Amor en el nivel de la Conciencia Personal, y los Órdenes del Amor en el nivel de la Conciencia Familiar.

Conciencia o Alma Personal

La Conciencia o *Alma* Personal es a nivel consciente y definen las leyes de convivencia con respecto a:

1. Los Vínculos.
2. El Equilibrio entre el Dar y Tomar.
3. Las Reglas y Valores.

Vínculos

Desde que nacemos estamos vinculados a un sistema de origen y cuando nos desarrollamos vamos conformando nuestro sistema actual. Esta vinculación la mantenemos más allá de nuestra vida.

Aunque ya no tengamos relaciones con las personas, el vínculo es indisoluble.

Por ejemplo, estamos vinculados a nuestros tatarabuelos, aunque nunca los hayamos conocido, y por ende nunca nos hayamos relacionado.

Otro ejemplo sería después de un divorcio, aunque ya no existiera relación, el vínculo persiste.

El vínculo más fuerte se da con nuestros padres, hermanos y abuelos dentro del sistema de origen y con nuestras parejas, hijos y amigos en nuestro sistema actual.

Equilibrio entre el Dar y Tomar

En la vida dentro y fuera de la familia existe un permanente intercambio, el dar y recibir como se dice normalmente. La diferencia entre el Tomar y Recibir es que el Tomar es activo y genera compromiso, mientras que el Recibir es pasivo. Sería el equivalente entre Vivir/Subsistir (Recibir) y Honrar la Vida (Tomar).

Para que las relaciones perduren en el tiempo es necesario que este equilibrio entre el Dar y Tomar se mantenga. Podemos ver muchos ejemplos en parejas donde uno Da más y el otro Toma más. Si este Dar y Tomar no se equilibra, no se podrá sostener en el tiempo.

Puede ocurrir también este tipo de desequilibrios cuando hay dificultades entre socios, pares o hermanos. En el único caso en que no se puede equilibrar es en la relación entre Padres e Hijos. Ya que los padres Dan la vida y los hijos Toman la vida. La única manera de equilibrar es dando vida o haciendo servicio para el prójimo.

Las Reglas y Valores

Sería equivalente al código de convivencia implícito o explícito que rige en cada familia, fundado por los valores del sistema familiar.

Puede ser desde el horario en que se apaga el televisor, comer con los suegros todos los domingos, e innumerables costumbres sostenidas en reglas. Desde una regla lo más explícito, hasta sólo tener permiso para relacionarse con personas que compartan la misma religión, lo más implícito.

Conciencia o Alma Sistémica Familiar

La Conciencia o *Alma* Sistémica Familiar es a nivel inconsciente y busca incluir a todos los miembros del Sistema y sus leyes son:

- De la Pertenencia.
- Hacer lugar al que fue excluido en su tiempo.
- Las Jerarquías.

Ley de la Pertenencia

Todos tenemos derecho a pertenecer a nuestro sistema Familiar, aún a pesar de lo que hayamos hecho en el transcurso de nuestra vida y que no fuera aprobado por nuestra familia. Aquí no existe la distinción entre bueno y malo, aquí lo importante es que pertenece al sistema. Entre ellos están las parejas anteriores, los hijos fallecidos, familiares muy queridos que por el dolor que su ausencia provoca, ya nadie más habla de él, excluyéndolo. También los no nacidos, que los agrupo en cuatro tipos, los abortos provocados, los abortos espontáneos, los que la mujer no registró y sólo lo tomó como una pérdida. Y el cuarto que no se los considera, son los abortos producto de los tratamientos de fertilidad que no lograron prosperar.

Hacerle lugar al que fue excluido en su tiempo

La Conciencia o *Alma* Sistémica Familiar busca incluir a todos los anteriores ya que para ella son lo más importante.

Son importantes porque sin ellos nosotros nunca hubiéramos nacido. La manera que elige para incluir a los excluidos es implicar, de manera aleatoria, a un recién nacido con esa alma. Podemos estar implicados por más de un alma de nuestro propio Sistema Familiar. La manera en que nos damos cuenta de la existencia de la/s implicancias, es cuando en el transcurso de nuestra vida nos encontramos con dificultades, problemas de salud, situaciones que se repiten o con trabas para avanzar.

Una Constelación Sistémica permite hacer explícita tal implicancia, dándole su lugar al alma que nos implicaba. Así cada uno queda liberado, en el caso de nuestro ancestro para descansar en paz y en nuestro caso para continuar la vida mucho más liviana.

Las Jerarquías

Existe un orden y para la Conciencia Familiar el que ingresó antes al Sistema tiene prioridad respecto al que lo hizo después. Lo que no se logra sanar en un plano ancestral continua al siguiente. Podemos estar cargando por amor a nuestros ancestros con cadenas de lealtades invisibles en las que repetimos historias, ya que podemos estar afectados hasta nueve generaciones. Así es como muchas veces se presentan a la consulta mujeres donde la soledad de pareja las aqueja repitiendo historias de su madre, abuela y quizás mucho más atrás. Algo similar ocurre con varones en que la abundancia económica les es esquiva repitiendo historias ancestrales.

Las constelaciones estaban en mi destino

Primero quisiera contarles un poco sobre cómo llegué a involucrarme en el mundo de las constelaciones sistémicas.

Fue un largo camino, el que todo buscador comienza a recorrer sin saber adónde lo llevará.

Desde niño tuve la gran suerte de disfrutar de mis cuatro abuelos, muy amorosos, distintos y complementarios. Tuve la gran dicha de integrar a través de ellos diferentes miradas y experiencias. Me encantaba escucharlos y mi curiosidad se hacía un festín con sus historias y vivencias. Desde la dulzura y mimos de mis abuelas Coca y Conce que gateaban conmigo bajo la mesa del comedor, hasta las enseñanzas de mis abuelos Félix, un sabio erudito habitando dentro de un honesto contador, y Valerio, carismático e innato emprendedor que de niño conoció la pobreza en España y junto a su padre Servando, llegaron a la Argentina, para transformarse en un importante empresario metalúrgico.

Desde niño supe que mi desafío era encontrar el equilibrio entre estos ejemplos que la vida me entregó. Poder llegar a pensar e integrar las diversas combinaciones, tales como la sabiduría con el dinero y los negocios, la riqueza y el éxito asociados al bien, honestidad e integridad, que la abundancia se combinen con el merecimiento, que el Dar esté en equilibrio con el Recibir, que el amor se una a la vocación y la familia... que la familia conviva con la paz y en armonía. Aprender a discernir entre mis sueños y las fantasías. Cómo ingresar al mundo real sin que sea a expensas de mis sueños. El transitar hacia mis sueños con miedo, pero como parte del aprendizaje necesario para alcanzar mis éxitos. Sostener los fracasos con dignidad y compasión por mí mismo, ya que sigo aprendiendo. Aprender a cuidarme y quererme más, ya que, si no lo hago, no puedo hacerlo con los otros.

Conocer el riesgo y la adrenalina que se siente al poder transitar por la cornisa entre los modelos limitantes y los sueños desafiantes. Vivir la vida como una aventura en la que todavía no está nada escrito, que a la vuelta de página o quizás mañana encuentre lo que tanto estuve buscando. Buscar...esa es una palabra que me lleva a los buscadores de tesoros y que está muy relacionada al azar. No te parece que es hora de que el buscar lo cambiemos por ENCONTRAR ya que el que busca no siempre encuentra, en cambio el que sale a encontrar...ENCUENTRA.

Después de haber transitado por el modelo del deber ser un buen hijo, estudiante, etc., para satisfacción personal de mis padres y abuelos, descubrí por ejemplo que la ingeniería no era para mí y la vida me llevo a encontrar al marketing que sí me apasiono. Por un error de interpretación, sumado a mi ignorancia y a la mala prensa que en mi familia tenían las ventas, toda mi vida me negué a ejercerlas, lo mismo me ocurría con la idea de trabajar en relación de dependencia.

¡Así fue como desarrollé mi espíritu emprendedor haciendo de todo!, a imagen y semejanza de mi padre Alberto y abuelo Valerio, sin dejar de ser contrapeso el temor y cautela de mi erudito abuelo Félix.

Toda mi vida me negué a vender hasta que la vida y mis necesidades me llevaron a encontrarme con mis propios miedos que eran a la venta, al rechazo y a trabajar en relación de dependencia.

Descubrí entonces que lo primero era identificar mis miedos y que mi salida y evolución pasaban por ahí, la salida cual vórtice energético, era atravesar mis propios miedos.

Descubrí que era bueno escuchando a la gente, y que mi palabra tomaba fuerza y poder desde la comprensión, desde una escucha activa orientada a la solución, al asistir, al ayudar al otro con su problemas.

La vida me regaló poder experimentar y equivocarme muchas veces, fundirme literal y económicamente dos veces, haber pasado de tener varios negocios a tener que comenzar de cero otra vez, a remarla sin parar, a perseverar y a levantarme una vez más después de cada caída.

También me negaba por un tema de lealtad familiar a trabajar en relación de dependencia, pero la vida es implacable y sabe cómo hacernos arrodillar para tener que aprender. Así pues, un día me encontré mirando muyyyy enojado al cielo diciendo... ¡¡Qué querés de míííííí?? ¿¿De qué no me estoy dando cuenta y que es lo que necesito aprender?? En mi interior estaba la respuesta, esta soberbia y arrogancia que años después comprendí, encontrarían su cauce comenzando a trabajar en relación de dependencia y en ventas. Aprendiendo a bajar la cabeza y obedecer. Era comenzar de nuevo, pero esta vez en algo que realmente temía y en el que era totalmente vulnerable. Esta vez tenía que PEDIR ayuda con sincera humildad.

A partir de mis treinta años y hasta cerca de mis cincuenta me dediqué a trabajar en relación de dependencia y en ventas.

En menos de diez años, un aprendiz temeroso e inseguro de ventas, pasó de vender en la calle auto planes de ahorro previo (promesa de compra de autos cero km en 84 cuotas) hasta la dirección general de la compañía SwissJust en Chile y director de la regional andina conduciendo Chile, Perú y Ecuador. Habiendo pasado por la dirección comercial de la Compañía en Argentina.

Con el transcurso del tiempo, gracias a los trabajos y roles que desempeñé, me di cuenta que siempre me dediqué a vender. Me gustaba escuchar a la gente y en ese escuchar entendía lo que la persona necesitaba emocionalmente. Y lograba trasladar la satisfacción de esa necesidad emocional al producto que yo vendía, sea cual fuera. Es por eso por lo que pude unir y relacionar necesidades y mostrar que siempre había un plan B, que podríamos encontrar juntos una salida diferente, una tercera posición.

Ahí entendí que la clave estaba en escuchar al otro y brindarle una solución a su problema y necesidad, no un mero producto. Mi oficina desde siempre era poco más que un consultorio, donde todas las personas de cualquier área o sector venían a conversar por algún problema. Ésta fue mi gran escuela de escucha activa.

Mi trayectoria profesional adulta se la debo a tres compañías, todas relacionadas al mundo de la belleza y salud.

Mientras escribo estas líneas acabo de descubrir que siempre me interesó que la gente se sienta bien y a gusto consigo mismo viéndose bien frente al espejo. Fue así como comenzó mi camino, dentro del mundo de las compañías de cosmética, para que la gente se pueda ver más bella y desde allí mejorar su autoestima (que no dejaba de ser externa) y hoy a través de mis Seminarios de Constelaciones Familiares y Laborales, trabajo para que puedan verse bellas/os y en paz consigo mismo, con su propia alma y ancestros.

Gracias a Framesi International (Cía italiana de cosmética capilar) descubrí y desarrollé mis habilidades para las ventas y para la negociación.

Gracias a Jafra Cosmetics International (Cía americana de venta directa de cosmética) descubrí y desarrollé mis habilidades de conducción y liderazgo. En la que mis grandes maestros de ética, profesionalismo, management y comprensión del negocio de la venta directa fueron ellos: Carmen de Errasti y Alfredo Solé.

Gracias a SwissJust Argentina, Chile, Perú, Uruguay, México y América (Cía suiza de venta directa para la salud y bienestar) descubrí y desarrollé mi doctorado personal en conducción, pasión, mística y trabajo en equipo. Gracias a la visión y pasión de Sam Mizrahi que dio origen al místico G4: Juan Manuel Freire, Eduardo Fernandez, Alejandro Maure y quien les habla. Un equipo de alta performance que se formó en Argentina en el año 2000 transformó a la Cía y a todas sus subsidiarias de América. Tantos buenos momentos, tantas horas y sueños compartidos, ésto fue tan grande que amerita un próximo libro (en el que estoy trabajando).

Descubrí que podía motivar, entusiasmar, hacer vibrar y apasionar a otros para que pudieran concretar sus sueños, para que miles de mujeres pudieran encontrar y desarrollar sus habilidades olvidadas. Que muchas de ellas, lastimadas por los golpes de la vida, entraran a la empresa cual tímidas cenicientas, creyeran en mi compromiso para con ellas y se transformaran en poco tiempo en grandes empresarias exitosas. El recordar a cada una de ellas subir al escenario para recibir flores, premios y aplausos, realmente me emociona. Fue nuestro gran triunfo y mi gran regalo. Es como alguna vez dije en alguno de esos escenarios... el verlas tan radiantes y felices es como si pudiera ver en ese reconocimiento a mi propia madre. Que por amor, sumisión y miedo no pudo expandir su propio potencial.

Hoy con mi labor busco llevar el bienestar físico, psíquico y emocional al mundo, trascendiendo empresas, ideologías y fronteras. Donde se me requiera allí estaré dejándome fluir en el tiempo y espacio, conducido por la vocación y felicidad que me provoca el vibrar en este camino de asistencia al otro, y a vos.

Gracias por estar del otro lado ya que me das una razón para seguir avanzando. Encontré la herramienta que tantos años busqué y que me permite estar para asistir, para acompañar, para escuchar y así poder sanarnos.

¿Cómo se integraron mis dos mundos hoy?

Mi lugar de gerente y director en las Compañías en el que intervine me transformó en un líder resultadista. Es decir que mi éxito se basaba en los resultados de mis palabras. Si mis palabras no lograban generar acciones en mis equipos, el resultado no estaba logrado para mí. El éxito de estas personas era mi éxito.

En ese proceso descubrí algo mágico. Los logros de esas personas estaban muy ligado a sus estados emocionales. Y sin darme cuenta empecé a trabajar con ellas en sus temas personales, a asistirlas a encontrar soluciones donde sólo veían problemas, a ver cosas que sus temas personales irresueltos o sus enojos no les permitían desarrollar al máximo sus virtudes. Así comencé a adentrarme en sus vidas personales con preguntas, mostrándoles otra mirada, sugiriendo ver temas que podían estar de alguna manera relacionados con esas actitudes que les cortaban las alas, y de esa manera logré entrar en sus corazones y ayudarlas a sanar y a volar. Eso hizo que sus resultados laborales crecieran llamativamente.

En ese momento aprendí mi primera lección importante. Había encontrado, ya no mi trabajo, sino mi vocación. Mi vocación era destrabar a la gente de sus ataduras, sus grilletes mentales, sus duelos irresueltos, sus vínculos rotos, su desconexión con sus seres queridos, sus heridas mal curadas para que no sólo trabajen mejor sino para que vivan mejor. Me di cuenta esto que me salía genuinamente ya me trascendía a mí y también a mi propio beneficio. Lo hacía porque me apasionaba, me emocionaba y me alimentaba el alma ver a la gente, luego de estas intervenciones, sentir alivio, esperanza y animarlos a concretar sus sueños.

Ese fue mi primer darme cuenta de que mi camino iba por el sendero de ayudar a sanar. Sin planearlo me transformé en un capacitador motivacional llevando bienestar donde fuera que vaya y logrando generar resultados para los demás.

Un día, sin siquiera saber qué eran ni para qué servían, encontré esta pasión por las Constelaciones Sistémicas. Podríamos decir mejor que las

Constelaciones me encontraron a mí. Sin pensarlo me anoté para formarme como constelador, no sabía mucho sobre ellas, solo sabía que, si podía reconciliarme con mi pasado, lograría avanzar hacia un mejor y más feliz futuro. Y así fue como las señales en el camino me iban diciendo "lo tuyo es por acá".

Las Constelaciones me reconciliaron con mi padre

En mi primera clase de formación para constelador, me tocó realizar un ejercicio de honra hacia los padres. Ese fue mi inesperado y mejor regalo, ya que llevaba distanciado con mi padre más de 2 años. Recuerdo que mi padre estaba enojado, no me hablaba y tampoco permitía que me acerque a él. Luego del ejercicio bajó un manto de compasión y comprensión sobre mí y me dio el coraje y la humildad de acercarme. Al día siguiente era mi cumpleaños y decidí llamarlo por teléfono, le dije tres palabras que luego supe que eran mágicas dentro de las constelaciones.

- ✓ 1. SI —Hola papá soy Claudio. (te reconozco como el grande). Papá me dijo "feliz cumpleaños"
- ✓ 2. GRACIAS —Por darme la vida.
- ✓ 3. POR FAVOR —Mañana festejo mi cumpleaños y si vos querés, me gustaría mucho invitarte a mi casa.

Y vino. Y ahí mismo, sin preámbulos, sin echar culpas ni recriminaciones, comenzó nuestro proceso de reconciliación.

A los 6 meses mi padre falleció. Y cada día me pregunto si no hubiera hecho aquello que hice gracias a las constelaciones, nunca me hubiera podido reconciliar con él. Hoy sé, que si no lo hubiera hecho y él hubiera muerto mi proceso de duelo hubiera sido mucho más complicado y traumático.

Gracias a que comento muy seguido mi historia de reconciliación con papá, es que varias personas han venido a que los pudiera asistir en su reencuentro, cosa que me pone muy feliz por ellos. Espero que estas líneas puedan ayudar a muchas más personas, ya que el estar distanciado con nuestros padres es algo que nos resta mucha paz.

Por qué, para qué y para quién escribí este libro

Escribir un libro acerca de las vivencias que experimento día tras día como constelador es un sueño hecho realidad. Llevo años y miles de constelaciones hechas y en cada experiencia me siento como la primera vez. Ver cómo, a través de mis preguntas y nuevos enfoques una persona que está sufriendo puede ver lo que no podía, entender aquello a lo que se negaba, sentir su cuerpo y su postura empoderarlo y finalmente las lágrimas.

Cuando caen las lágrimas es que se abrió el corazón. Esa apertura, ese alivio es un regalo para mí.

Un constelador no es un gurú, no es un predicador, ni un chamán. Un constelador es un canal, es un facilitador, que logra, con sus intervenciones, sus preguntas, su lectura de la postura, su lectura entre líneas, llegar al fondo de los temas, aún cuando la persona constelada está enfocada en otro aspecto de su vida.

Un constelador es una persona que ha transitado su vida consciente o inconscientemente al servicio de la humanidad, que con el tiempo se fueron sumando conocimientos, experiencias y vivencias, capitalizando y potenciándolo para servir, en lo que termina conectando su propio sistema al sistema del paciente y que a través del amor pueda facilitar y canalizar el don de la asistencia por medio del Ser.

Esa es mi pasión, ayudar a sanar vidas, personas, familias, parejas. Me llevó un tiempo y algunas vueltas en la puerta giratoria llegar a comprenderlo. Pero una vez que me detuve en esta estación, pude sentir cómo el mundo dejaba de girar y la paz interior me invadía, mezclada con una energía inagotable y ávida por comprender y por hacer más.

Esto entre vos y yo

¿Cómo te gustaría tu vida ideal? ¿Alguna vez te detuviste a pensar? ¿A soñar? Imagínate en una reserva natural, aire fresco y puro a tu alrededor, en contacto con la naturaleza, caminar en silencio, y transitar tu profundidad, para finalmente expandirte. Eso ocurre siempre luego de trabajar las dinámicas y los ejercicios que ofrezco en mis seminarios. Estos mismos ejercicios y dinámicas las he trabajado con miles de personas desde hace ya muchos años y en varios países como es mi estilo, muy seriamente, muy profesionalmente y por sobre todo muy al hueso.

Espero que, como lector de este libro también te subas a este tren que ya está en marcha. Sólo te pido que confíes en mí. No sólo voy a cuidarte, sino que te aseguro que voy a ayudarte.

Este libro puede ser tu oportunidad para un antes y un después. Leelo, disfrutalo y sumate al cambio. Te estoy esperando.

Recuerdos de constelaciones que le dieron sentido a mi vocación

Quiero compartir con ustedes algunas constelaciones que según el caso y contexto comparto en mis charlas. Algunas de estas y otras constelaciones quedaron en lo más profundo de mi corazón dándole un sentido a mi trabajo. Algunas que hasta hoy no menciono es porque estoy esperando la devolución de su resolución.

Pareja en espera de un hogar

En el 2018 en una constelación que hice en un teatro recuerdo una pareja joven con una niña. Decidieron venir a constelar porque no lograban que se les otorgue una vivienda de un plan social, ya llevaban 2 años esperando.

No me llevó mucho descubrir la problemática: no había comunicación entre él y su padre. Él se negaba a reconciliarse con su padre, sus diferencias de criterio y generacionales los alejaban.

"La casa te está esperando, necesita que te reconcilies con tu padre", le dije. "Lo que tardes en reconciliarte con tu padre es el tiempo que tardará la casa en llegarte". Interrumpí la constelación para que la sanación sea realizada por los verdaderos protagonistas (un hijo con su padre). Recuerdo también que el joven quedó molesto conmigo esperando que la constelación concluyera con el final feliz que esperaba. Pero no fue así, ya que "yo estoy al servicio del Sistema Familiar", le dije, "y no puedo forzar las cosas, necesitas abrir tu corazón a tu padre y hasta que esto no lo hagas, tu tema no se resolverá". Cuando las personas no están preparadas o les falta abrir su corazón, solo el tiempo y alguna tarea que le propongamos, facilitará este proceso.

Días después me enteré de que al día siguiente el joven fue a la casa de su padre y se quedó con él dos días conversando y arreglando sus asuntos. A los 4 días le adjudicaron la casa.

Algunas personas vienen en busca de soluciones, pretendiendo que la constelación y el constelador resuelvan lo que ellos no están dispuestos a hacer. Mi función es la de indicarle cual es el mejor camino para que el sistema familiar o laboral se encause u ordene según los principios sistémicos. La mayoría de las veces el ordenamiento se puede dar en el marco de la constelación, algunas veces requiere de más tiempo, requiere que un manto de compasión fluya hacia el *Consultante* para que su corazón se abra a la reconciliación interna y externa. Como dije más arriba, estoy al servicio del Sistema que es mucho más grande que nosotros mismos. Si el Sistema comienza a ordenarse, los miembros estarán cada vez más felices.

Fibromialgia y Depresión

Esta historia le pertenece a una señora del noveno septenio (56 a 63 años, ya explicaremos más adelante los septenios) que sufría fibromialgia. Estaba fuertemente medicada y aún no podía trabajar. Sus manos estaban entumecidas y sin fuerzas. Toda su vida había trabajado en gastronomía, pero su actual situación se lo impedía. Ella amaba lo que hacía pero estaba muy angustiada y desanimada. Un día se decide y me contacta para constelar sobre ese tema.

Ella me cuenta que su primer nietito nació con un tumor en el brazo y se lo tuvieron que amputar.

Luego de 3 meses de terapia intensiva el niño falleció.

Su hija, la mamá del niño, entró en una gran depresión y ella tuvo que hacerse cargo de todo, incluida su nieta de 9 años.

Constelamos trabajando la despedida del bebé y su duelo, para cerrarlo de forma sana.

Al poco tiempo recibo su llamada. Era otra mujer. Su energía brotaba como agua de manantial y su voz había rejuvenecido. Me contó que luego de la constelación, a los 15 días volvió a trabajar como si nunca hubiera tenido nada.

Al mes siguiente me vino a ver su hija, la mamá del bebé estaba aún en un estado depresivo profundo y sin ganas de vivir.

En la constelación se puso en el piso, abrazando a su hijo y queriendo irse con él también. Recuerdo que fue una situación muy difícil para mí como constelador, ya que estaba viendo como una madre deseaba dejarse morir, siguiendo a su pequeño hijo. Lo recuerdo como si fuera hoy, eran cerca de las 17hs en una bella tarde en Tigre, Buenos Aires. En la constelación y como representantes tenía ubicados al representante del niño acurrucado por la mamá (la *Consultante*), yaciendo en el piso. Un poco más atrás la representante de su hija de 9 años que estaba siendo acompañada por el representante de su padre.

En ese momento y frente a esta escena tan desgarradora que estaba viendo, donde todas las personas del taller no podían contener su llanto, recuerdo que interiormente me declaré incompetente, preguntando a ALGO MÁS GRANDE, sin saber a quién, que yo podía hacer frente a tal tragedia...

Y empecé a contarle a la mamá que existe un movimiento que se llama "yo te sigo", en la que un alma por amor sigue a la otra, que hay veces que las personas se enferman o accidentan siguiendo a ese ser amado. Le dije también que si ella quería podía elegir seguir a su hijo y morir... pero hay un riesgo adicional y es que el almita de tu hija de 9 años frente a tal dolor, también decida seguirte y morir contigo.

Cuando la mamá me escucho decir estas palabras...me miró, miró a su hijo, a su hija y con odio gritó "NO a ella NO", besó a su hijo en la frente, lo dejó acostado y cuando comenzó a levantarse para ir a abrazar a su hija, en ese preciso momento cantó un gallo dos veces en el medio de un silencio total. La madre se incorporó llorando y abrazó a su hija a quien se quedó aferrada un largo rato. Después de aquel momento le dije a la mamá: "qué haya cantado en este lugar un gallo 2 veces, era la señal para que te levantes y que veas estabas haciendo lo correcto". Jamás voy a olvidarme de esta experiencia.

Al poco tiempo la mamá salió del estado depresivo en que se encontraba, a los 6 meses volvió a trabajar, volvió a formar pareja y alrededor del año y medio fue mamá otra vez.

Cáncer

Una vez vino una señora de Neuquén para hacer su constelación. Su tema para constelar era que desde hacía cerca de dos años sufría de cáncer en fase terminal.

Recuerdo haberle preguntado:

—¿Qué paso hace dos años?

Levantó su mirada y con lágrimas me dijo que había asesinado a su marido. Que no estaba presa por el estado terminal de su enfermedad. Cuando empiezo a constelar vi que ella lo amaba profundamente y que, por un ataque de celos apasionado, se enceguenció y lo mató. Ella venía de una familia matriarcal. Allí no había lugar para hombres. Ninguna de las mujeres de esa familia tenía un hombre a su lado y, en el caso de ella, tampoco había permiso para tenerlo. Este es un ejemplo de cómo algunas veces funcionan las cadenas de lealtades invisibles para con nuestros ancestros.

Durante la constelación ella logró despedirlo con amor, realmente lo amaba. Fue una despedida muy sentida y emotiva.

Después de la constelación ella quedó muy aliviada y le mencioné que, si bien en nuestro país no existe la pena de muerte, ella se la había autoinfligido. A los 6 meses la señora murió en paz, sintiéndose perdonada y con la certeza de que él la había perdonado también.

Ella se fue de este mundo con la plena convicción de volver a encontrarlo en otra vida y así reanudar su amor eternamente.

Amor a la maternidad

Hace algo más de un año, me consultó una joven mujer de 38 años que después de buscar en reiteradas oportunidades la maternidad le estaba siendo esquiva. La traba estaba relacionada a la soberbia y arrogancia que esta mujer tenía y sentía para con su propia madre. Pasó algo muy singular en esta constelación y fue que cuando llegó, venía emocionalmente derrumbada y desesperada sintiendo que su posibilidad de ser *madre* se estaba disipando, su pareja se estaba alejando y que todo por lo que había luchado se desvanecía. Fue una constelación que me llegó al alma. Como representantes puse a la *Consultante*, su madre, y de manera oculta, a la maternidad que estaba distante. En ese momento la *Consultante* mirando a la representante de su madre, se arrodilló, se aferró a los pies de su mamá y con un llanto desgarrador, le pidió, le suplicó "Mamá por favor ayudame, te necesito...ya no puedo más", en ese momento la madre se agachó abrazando a su hija con todo su cuerpo, la tomó y acurrucó. A los pocos segundos se acerca la representante de la maternidad y las abraza a ambas. La imagen final de la constelación ahora estaba esculpida por la Madre, Hija y Maternidad fundidas en una sola esfera. Un año después otro bebé estaba gateando por el mundo.

Cómo el dolor de una Madre abandonada condiciona el futuro de su hijo

Hace un par de años en uno de mis viajes vino a la consulta una madre con sus dos hijos, una hija de veintipico de años y un hijo adolescente. Se sentaron los tres frente a mí, la madre en el medio de sus hijos y les pregunto, ¿por qué tema familiar vienen? ¿Tienen los tres la misma problemática? Se miran entre ellos, responden que no, y la madre dice "venimos en patota porque entre nosotros no hay secretos y son mis niños lo que van a constelar", me río y les pregunto a ellos: ¿Ustedes quieren constelar? ¿Y prefieren que sea delante de su madre o en privado? ¡En privado!, me respondieron.

Ok, les dije a todos, entonces ¿por cuál de ustedes comienzo?, les agradeceré que el resto se quede en la sala de espera. El simple recuerdo de la cara de su mamá (de pocos amigos) no deja de hacerme reír.

Así fue como constelé primero a la hija por un tema de desencuentros amorosos, que después de unos meses encontró un buen amor. Para el segundo turno queda el varón de 17, con quien constelamos un tema relacionado a su vocación de artista y cantante que se contraponía con los deseos de su madre, para que sea ingeniero. En el transcurso de la constelación surge que no conocía a su padre biológico ya que según su madre no era necesario. Conclusión: constelamos y el *Consultante* se fue fortalecido por tomar la fuerza de su padre biológico, sumado al profundo deseo de conocerlo.

Hasta aquí una parte de la historia, lo interesante fue lo que sucedió al otro día cuando a las 9 de la mañana recibo el siguiente WhatsApp de la mamá del varón:

WhatsApp de la mamá: "Me cuesta creer que un terapeuta, le indique a un niño de 17 años, que busque a su padre biológico. ¿¿¿No se supone que para esto es la herramienta de las Constelaciones???, si un sujeto de tu sistema no está disponible, por la razón que sea, la herramienta con frases sanadoras repara la ausencia y el sistema se ordena. No es necesario que lo busque físicamente. Lo único que conseguirás, es que sea rechazado nuevamente por quien no merece llamarse ni siquiera padre biológico. Estoy sumamente complicada con este tema Claudio".

Luego de leer varias veces el mensaje y sentir el dolor de esa madre, con todo mi amor le respondo:

"Hola, ¿cómo estás?, te entiendo, las constelaciones están al servicio de la reconciliación y de la integración. Por eso le hice grabar la

Constelación a tu hijo, para que también la escuches. Todos somos hijos de un padre y una madre, por suerte él tiene un padre del corazón que lo ama y apoya, pero no le alcanza para tomar la fuerza que necesita frente a las problemáticas que tiene que trabajar. Tarde o temprano esto iba a manifestarse y es mucho mejor que aparezca este tema ahora para evitar que sume frustraciones en pareja, autoestima, valoración personal y vocación profesional, además de trabajo (ámbitos que le compete a la fuerza ancestral del padre biológico). Lo que te propongo es que incluyas en tu corazón a ese hombre, al padre que elegiste (consciente o inconscientemente) para que sea su padre. Solamente incluyéndolo en tu corazón, permitirá que tu hijo se encuentre más entero y fuerte. Cuando uno de los padres rechaza al otro, sin querer rechaza al 50% que habita en el interior de su propio hijo. Encuentro que tu hijo es un varón maravilloso y muy maduro que habla muy bien de ustedes que lo criaron, pero hay aspectos internos que lo tienen inquieto y en la imagen inicial de la Constelación, se podía ver que quien estaba apareciendo en su propio futuro (y también en el tuyo) y que ambos miraban, era a su padre biológico. Nuevamente te sugiero que tu apertura a poder perdonar, soltar e incluir en tu corazón a su padre será de gran ayuda para que todo se pueda ordenar armónicamente en todos. Te mando un gran abrazo"

WhatsApp de la mamá:

"Gracias, en tu próxima venida, constelaré contigo. Yo creo absolutamente en el bien mayor y si apareciste en nuestras vidas es para ser agente de crecimiento y sanación, así lo veo. Nunca me ocupé de trabajar mucho el tema con mi hijo, ya que muchas canalizaciones me dijeron que no era tema. Su alma eligió llegar de esa forma. No dudes que haré todo lo humanamente posible para ayudar a mi hijo y a sanar esta parte de mí, que se despertó el sábado, que creía resuelta, pero me vi con mucho dolor y rabia por el abandono. Nos vemos y gracias. Somos cebollas, cada capa trabaja lo suyo".

Un par de meses después, regresó a la misma ciudad, la madre asiste a un Seminario Intensivo de Constelaciones, para seguir trabajando consigo misma. Allí me cuenta que producto de la constelación de su hijo, le habló de su padre y facilitó el camino para que se conozcan. Su hijo tomó la decisión de seguir su vocación y estudiar actuación además de canto. ¡Ahora ella está muy feliz!

Seis meses después esta madre comprometida con sus hijos lo volvió a demostrar y esta vez ella con sus dos hijos tomaron un nuevo Seminario Intensivo, el que fue realmente maravilloso y muy sanador para todo el sistema familiar, para ellos tres y para los papas de sus hijos.

Objetivo del seminario

El objetivo principal de este seminario fue, como en todos mis encuentros, sanar, liberarnos y empoderarnos. En estos encuentros realmente podés sanar y destrabar aquellas cosas que no te dejan llegar a donde deseas porque trabajamos todos los ámbitos importantes de la vida.

Si lo estás necesitando, lee este libro y sumate a mi próximo seminario. Busca el que mejor se adecúe a tus posibilidades y venite. Consulta ciudades y días en mi links https://linktr.ee/claudioalbertogonzalez o a mi WhatsApp +54 (911) 5695-2817

¡¡¡Te espero!!!

Dinámica del seminario

Este seminario que originó este libro se llevó a cabo desde el viernes 31 de mayo a las 3 de la tarde, hasta el domingo 2 de junio de 2019 a las 6 de la tarde. La convivencia se estructuró en módulos de 4/5 horas cada uno, con un total de 5 módulos. En cada módulo se trabajaron las siguientes temáticas:

- Padres y/o Hermanos.
- Hijos y Maternidad.
- Amor y Pareja.
- Salud y Bienestar.

- Dinero, proyectos, trabajos y abundancia económica.

Vínculos con los Padres

Los temas que no tenemos resueltos con nuestros padres estén o no, en este plano, es conveniente que consideremos muy seriamente cerrarlos. En la medida en que mantengamos asuntos sin resolver y sin cerrar, hace que nuestra mirada siga anclada en el pasado, en lo que ya fue, en la muerte, impidiendo hacer foco en el presente y futuro. Eso parte de la aceptación de "lo que es". Esto significa que, más allá de lo que tus padres te brindaron, ya no te van a poder dar. Exigimos y pretendemos que nuestros padres sean ejemplares, considerados, sanos, cuerdos, íntegros, coherentes y súper poderosos, mientras que nosotros sus hijos tenemos el tupé de ser imperfectos, miedosos e inseguros. Y ahora nosotros de adultos nos preguntamos … ¿¿¿qué quieren y que pretenden nuestros hijos de mí???

En el seminario trabajamos para que cada uno pueda cerrar esta etapa para empezar algo nuevo y comprender que ahora depende exclusivamente de cada uno de nosotros. Así lograremos tomar la fuerza que necesitamos para avanzar en plenitud.

Relaciones con los hermanos o hermanas.

La relación que tenemos con nuestros hermanos nos refleja nuestra infancia, las rivalidades ocasionadas por mostrarnos a nuestros padres para ser amados por ellos. Ese brillo en la mirada cuando mamá o papá nos regalaban algo, o nos felicitaban, o nos abrazaban. La competencia entre hermanos por ese amor, por esa parte de amor. Todos somos hijos de ese amor que algunas veces se manifiesta de maneras dolorosas. Hay veces que las discusiones o diferencias de hoy son las viejas disputas por el triciclo o la pelota. Otras veces el egoísmo no deja de ser el deseo de no compartir a los padres.

Me han consultado muchas veces temas de herencias que están trabadas y no fluyen hacia los hijos, y la constelación claramente nos ha mostrado que quizás se debe a que alguno de los hijos quedó enojado con uno de sus padres o no puede aceptar que se hayan muerto. El aceptar la herencia sería reconocer que los padres ya no están, o reconocer que el padre tenía razón.

¿Cuánto hace que no te hablas con tu hermano? ¿Cuánto hace que no lo abrazas? Estos vínculos son muy importantes para el equilibrio de nuestro sistema emocional. Hay que limpiarlos, sanarlos y honrarlos porque sólo así tendremos paz. Nuestros hermanos son una parte muy importante de nuestro sistema de origen y el sanar nuestro vínculo con ellos es mejorar nuestras relaciones con nuestros pares (compañeros de trabajo, vecinos, socios, colegas, parejas, exparejas).

Amor y pareja

Si el amor te es un poco indiferente, o va y viene, o tal vez no se dio lo que se tenía que dar. ¿Estás segura/o que cerraste algo que no estaba del todo resuelto en una relación pasada? ¿Pudiste despedirte de aquel amor, cerraste el duelo? Ya que, si no hicimos el cierre del duelo de amor, es muy probable que repitamos las historias y atraigamos personas con las mismas características indeseables que atraíamos o que vayamos por el opuesto (que tampoco es bueno), o incluso que nos quedemos solos.

En este seminario lograremos generar nuevos y sanos espacios, libres de heridas y dejar libre el espacio emocional para recibir un buen amor, que, si estamos disponibles, nos estará esperando.

Duelos

Para sanar de un duelo hay que atravesar por un proceso. Si el proceso no se lleva a cabo de la manera correcta nos quedan duelos irresueltos. De mamá, de papá, de un hermano, de algún amigo, de una pareja. La vida se trata del futuro, de los proyectos, de lo que viene. Si no resolvemos esos duelos lamentablemente podemos quedar atrapados en el pasado, o en el duelo eternamente sin lograr libertad emocional. Aquí juntos logramos soltar el pasado y completar los duelos para así transitar en paz el presente y el futuro.

Maternidad

La maternidad a veces puede resultar esquiva, o ser un proyecto que por algún motivo no se puede concretar. En este seminario logramos conectarnos con la naturaleza y cerrar algún proceso doloroso que está impidiendo esa conexión diferente con la vida y contigo.

Muchas parejas me han consultado sobre la maternidad y tengo la gran dicha de haber sido testigo de cómo ya decenas de bebés están gateando en nuestro planeta.

Algunas parejas han llegado a mi consulta después de un sinfín de desencantos y frustraciones. Las constelaciones nos permiten ver dónde están aquellos desórdenes sistémicos que impiden que el amor fluya hacia la vida.

Otros casos fueron los de despedir a un bebé que no pudo nacer y que el amor de sus padres quedó atrapado en el duelo.

También han llegado padres que se sometieron a tratamientos y necesitaron despedir a las almas que no pudieron nacer.

Recuerdo el de una mamá que tenía a su hermano menor con dificultades psiquiátricas y el solo hecho de pensar que su hijo pudiera tener la misma enfermedad estaba provocando tal temor, que impidiera su Concepción y nacimiento.

Otro caso que viene a mi memoria es el de una pareja que causalmente fueron huérfanos desde muy pequeños y el sufrimiento vivido les impedía inconscientemente ser padres. Ese temor actuaba de dos maneras, el miedo a dejar a su hijo huérfano desde muy pequeño, y por otro lado, sentir que cuando su hijo cumpliera cinco años, por ejemplo, ellos serían los próximos a morir.

Respondiendo a la pregunta que puede surgirte….

No, no todos los casos que se constelan fluyen hacia un final "feliz" si entendemos como feliz en lograr concretar nuestros deseos. Somos parte de un gran e inmenso Sistema Familiar y hay ciertos desórdenes o lealtades invisibles a las que por amor seguimos respondiendo. Hay veces que necesitamos trabajar determinados temas y con tal profundidad que el tiempo perdido no alcanza a recuperar lo implacable del reloj biológico.

Algo que sugiero a menudo a mujeres jóvenes que sienten temor a que sus fracasos amorosos le impidan ser *madre*, es que congelen óvulos, para quitarse la presión y ansiedad, permitiendo así, tener la tranquilidad de encontrar a un buen amor. Muchas veces sucede que la mujer inconscientemente cree haber encontrado ese buen amor y simplemente es un tremendo deseo y amor de ser madres. Si esta confusión se manifiesta, lo podrán ver reflejado en parejas que se separan a pocos meses de vida del hijo, o incluso en pleno embarazo.

Hijos

Aquellos que tienen hijos pequeños, adolescentes, o jóvenes adultos que no despegan de sus casas de origen y no logran desplegar sus alas encuentran aquí un espacio y una herramienta que les permitirá trabajar estos temas. Aquí pretendemos darle alas a los hijos para que ellos crezcan en un ambiente sano, sean libres y así también sus padres puedan volar y ser libres.

Salud / Bienestar

Cuando se trata el tema de la salud, generalmente se tratan los síntomas y enfermedades, pero no todo es lo que parece. Normalmente detrás de un síntoma, o de una enfermedad hay un excluido de nuestro sistema. En este seminario trabajaremos en descubrir y encontrar eso que excluimos de nuestro sistema que sale a flote y nos habla a través del cuerpo mediante los síntomas y las enfermedades. Juntos lograremos soltar y abrazar nuestra situación. Y en este abrazo profundo encontraremos cada uno su lugar, nosotros el nuestro y la enfermedad el suyo.

Sueños y proyectos, dinero, trabajos y abundancia económica

¿Cuántos sueños y proyectos tenemos aún por cumplir? ¿Cómo vamos con la concreción de nuestros sueños y la decisión y determinación de tomar las riendas de nuestra propia vida? En este seminario todos trabajaremos juntos aquellos proyectos y sueños que tienen que ver con lo organizacional y lo laboral para salir fortalecidos y empoderados.

Septenios

La vida la podemos dividir de muchas maneras. Una de ellas es en septenios. La teoría de los septenios es uno de los pilares de la antroposofía, una línea de pensamiento creada por el filósofo Rudolf Steiner, en ella se establece una especie de pedagogía del vivir del ser humano, que interactúa con todo el Universo.

Nos habla que durante cada septenio transitamos diferentes tipos de miedos. Hay que ver dónde estamos parados en la línea de tiempo, pero no sólo hay que contemplar en que septenio y ver cuáles son los miedos particulares de ese septenio, sino dónde estamos exactamente, dónde estamos en forma precisa, si estamos cerca de comenzar uno nuevo o de terminarlo.

Para esto te propongo realizar el ejercicio de trazar una línea del tiempo por septenios, en la que irás recordando hechos importantes o significativos de tu vida. Concéntrate en recordar y anotar (puedes utilizar una hoja en blanco para ello). Aquí podrás detallar tus momentos importantes, felices y no tanto, los bañados de éxitos y fracasos. También podrás entender algunos comportamientos o situaciones que atravesaron tus seres queridos.

Hechos/Hitos de tu vida

#	Septenio	Hechos/Hitos de tu vida
1	0 a 7	
2	7 a 14	
3	14 a 21	
4	21 a 28	
5	28 a 35	
6	35 a 42	
7	42 a 49	
8	49 a 56	
9	56 a 63	
10	63 a 70	
11	70 a 77	
12	77 a 84	
13	84 a 91	
14	91 a 98	
15	98...	

Una vez que completaste el eje con todos tus recuerdos y hechos, te propongo continuar leyendo un párrafo del libro "Etapas Vitales" publicado en Amazon Kindle (2019) que escribí junto a mi amigo Ariel Castiglioni, y que ahora me permito compartir con ustedes.

Un septenio, como lo indica la palabra, es un período de tiempo compuesto por siete años. Los primeros seis septenios son los más importantes en la vida de una persona. Desde nuestro nacimiento hasta los 42 años, vamos atravesando por etapas que conforman nuestro proceso de afirmación. Durante ese período tenemos la oportunidad de encontrar nuestra misión personal en la vida y aprender a vivir desde el SER. A partir de los 42 años, comienza un proceso de transformación donde, si hemos aprendido a vivir desde el SER, la vida se vive con pasión y con paz. Si logramos eso podríamos decir que nos añejaremos como un buen vino a medida que pasen los años. Pero si los primeros seis septenios no fueron vividos en búsqueda y desarrollo del SER, la vida nos transformará en un viejo y ácido vinagre.

Cada etapa de la vida tiene sus propios y específicos miedos, y como ejercicio te invitamos a leerlos con atención y tratar de recordar e identificar situaciones vividas. También intenta identificar cuán agravadas estaban esas situaciones por los miedos reinantes en dichas etapas de tu vida. Antes de empezar te sugerimos que tomes papel y lápiz y escribas cualquier pensamiento o recuerdo que te surja mientras lees.

En la primera etapa (de 0 a 7 años) nuestro miedo es a la distancia, miedo al abandono, a la ausencia, a la separación de los padres, la cual se intensifica frente a la pérdida de alguna persona cercana o mascota querida.

La segunda etapa (de 7 a 14 años) nuestro miedo es a la cercanía, miedo al otro, a que no me quieran o a no agradar.

La tercera etapa (de 14 a 21 años) nuestro miedo es al cambio, a lo nuevo y desconocido que conlleva la adolescencia, la constitución como persona propia y la necesidad de tomar distancia de los padres.

La cuarta etapa (de 21 a 28 años) nuestro miedo es a la continuidad, a la rutina y a todo compromiso que genera sensación de pérdida de libertad.

La quinta y sexta etapa (que va de los 28 a 35 y de los 35 a 42 años) comparten el mismo miedo, el miedo a perder. Perder aquello que nos define, con lo que nos identificamos, lo que nos gusta hacer, nuestro deporte, nuestro tiempo, nuestro trabajo, nuestra seguridad material, la juventud, la maternidad, la pareja, el matrimonio y otros.

De los 42 años en adelante, los miedos se espejan con las edades anteriores correspondientes. Si realmente aprendimos a vivir desde el SER, la vida nos mostrará una de sus caras. Si no pudimos trascender y nos quedamos viviendo desde el TENER, entonces nos mostrará la otra...

Por eso el hito de los 42 años es un punto de inflexión en la vida. Ese punto de inflexión nos lleva, consciente o inconscientemente, a un pedido de balance interno, que llega, aunque no lo queramos. Podemos ignorarlo por un tiempo, pero siempre vuelve, y con más fuerza, hasta que finalmente atendemos ese reclamo.

Se trata de mirar para atrás, de contrastar lo que se anhelaba en la temprana edad con lo logrado hasta ese momento. Y también de una mirada de futuro, cuánto camino aún me falta por recorrer y de cuál será el uso y destino más inteligente de mis energías físicas, psicológicas y espirituales para la segunda parte de la vida.

Uno de los factores que ayuda a llegar con la menor sensación de "vacío existencial" posible, o como lo comenta mi Maestro de Sabiduría, de "enfermedad del vacío", es iniciar un proceso de autoconocimiento desde la mayor temprana edad o cuando nos cae la ficha que nos da el valor, empeño, voluntad y constancia de poder respondernos: ¿para qué vinimos a esta vida?, ¿qué tengo que aprender?, ¿qué hay después de la muerte?, ¿cómo puedo conocer y acercarme cada día más a Dios?, ¿quién creó el universo que conocemos?, y tantas otras más.

Si parte de este vacío no lo vamos completando con estudio y conocimiento sobre los diferentes aspectos de nuestra vida, nos vamos a distraer buscando la plenitud y felicidad en lo externo, aún sabiendo que está en lo interno. Vamos a buscar mudarnos de ciudad o de país, cambiar de pareja, comprarnos una casa, barco o auto nuevo, generando cambios sólo en lo externo, y esperando así modificar nuestra vida interna. Es una manera muy elegante de autoengaño. Sabemos que nos engañamos, donde la mente le gana al instinto y a nuestra sensibilidad.

Acá les dejo un gran consejo, cuando llegan estos vacíos, debemos detenernos. Debemos buscar espacios de tranquilidad para pensar. Pensar en momentos de felicidad futura, y luego armar un plan para llegar a esa felicidad. Hay que tener o generar la valentía para ir para adentro y encontrarnos con lo bueno y lo malo que tenemos en nuestro interior.

¡Conocernos a nosotros mismos es una acción tremendamente poderosa para tomar las riendas de nuestra vida y nuestro destino!

La séptima etapa (de 42 a 49 años) es el miedo a la continuidad. Si trabajamos nuestros miedos y vivimos desde el SER, a esta edad no temeremos a la rutina. Lo que desearemos será transmitir todo lo vivido y aprendido encontrando una forma creativa para el dar. Si no trabajamos los miedos, en lugar del SER, buscaremos el TENER. Esta etapa de vida nos aportará la oportunidad para identificar cuál es nuestra verdadera misión personal en la vida.

La octava etapa (de 49 a 56 años) es el miedo al cambio. Si hemos trabajado nuestro interior, seremos positivos encontrando nuestra seguridad en el interior. Si no hemos trabajado nuestro interior, buscaremos afuera lo que no poseemos dentro y adoptaremos una actitud crítica o tóxica.

La novena etapa (de 56 a 63 años) es el miedo a la cercanía. Si no superamos los miedos tendremos temor y desconfianza de los otros, a que nos dañen provocando que nos cerremos en nosotros mismos. Lo contrario a eso es la autonomía y la vida social. Ese sería el nivel de conciencia ideal de esta etapa. El querer ser una persona útil, escuchar, participar, compartir y abrirse al mundo.

La décima etapa (de 63 a 70 años) es el miedo al abandono. Si no trabajamos los miedos, reclamaremos presencia. La actitud ante la vida será negativa y se pretenderá que los demás y las cosas materiales nos llenen la vida, demandando presencia, tiempo, energía. Uno puede así volverse egoísta y hasta enfermar para llamar la atención. Sin embargo, si aprendió a vivir, lo hará feliz y plenamente.

La décima primera (de 70 a 77 años) es el miedo a perder. Si hemos trabajado los miedos, sabremos que con la muerte la vida no termina, es sólo un paso más. No temeremos perder, seremos como un faro para los otros. El nivel de conciencia es la unidad, y nos preocuparemos por la unión familiar, en caso contrario, lamentablemente pasará todo lo opuesto.

Para vuestra información también podemos continuar con las etapas de vida más allá de los 77 años que, en lo que a los miedos se refiere, ellos se repiten por orden correlativo.

La décima segunda etapa (de 77 a 84 años) es el miedo a la cercanía, **la décima tercera etapa (de 84 a 91 años)** es el miedo al cambio, **la décima cuarta etapa (de 91 a 98 años)** es el miedo a la continuidad, **la décima quinta y décima sexta etapa (de 98 a 105 y de 105 a 112 años)** es el miedo a perder.

COMENCEMOS

Día 1

Este mágico lugar llamado La Reserva, ubicado en Capilla del Señor en la provincia de Buenos Aires en Argentina, es un lugar realmente especial. Apenas llegamos su silencio, el entorno natural, el lago, el aire puro nos conectó rápidamente con la fuerza de la naturaleza y de la vida. Entregarse a formar parte de esa belleza despojada era irresistible.

La tarde nos recibió con un sol cálido y un aire primaveral, lo cual nos sorprendió muy gratamente a todos ya que el pronóstico anunciaba frío y lluvia y estamos entrando ya en el mes del comienzo del invierno. Eso fue ya de por sí un hermoso regalo.

La tranquilidad y la magia que rodea esta espléndida reserva natural se fue colando en el humor de cada uno de los participantes a medida que iban llegando. Llegamos todos de diferentes ciudades, desde concepción del Uruguay hasta Puerto Madryn, cargando aún con la semana a cuestas, con emails por contestar, llamados de trabajo o familiares que responder, y tantas cosas más aún cosas por resolver. En fin. La vida que vivimos todos hoy.

A medida que, respirando ese aire y recorriendo el lugar nos fuimos acomodamos y desempacando, los timbres y sonidos de llamadas y mensajes que nos consumen la energía día a día fueron aplacando. Interesante metáfora, porque eso es exactamente lo que vinimos a hacer con nuestro equipaje emocional: desempacar y acomodar.

El segundo paso fue alimentar el cuerpo, indispensable para luego alimentar el alma. Y alimentados ambos fueron. Café, té o mate, acompañados de delicias tras delicias nos llenaron de energía y nos conectó con la vida a través del placer de los sabores y de regalarnos este momento para nosotros, para con uno y para con todos los que estábamos allí con el mismo propósito. Sanar y disfrutar sin culpas ni distracciones.

Al terminar la merienda, nos sentimos todos energizado, entusiasmados y listos para empezar a trabajar. Nos reunimos en lo que por esos tres próximos días sería nuestro espacio de sanación. Una pagoda en el medio del rustico y bucólico paisaje nos aguardaba. A través de sus numerosos y grandes ventanales dejaba entrar toda la naturaleza y el sol de un mágico atardecer.

De a poco los teléfonos se silenciaron, algunos valientes hasta los apagaron. El ruido fue desapareciendo y el sonido se dejó escuchar. Uno a uno fue encontrando su lugar. Nos presentamos uno a uno y así fuimos abriendo, poco a poco, nuestro corazón.

Presentaciones

Cada participante compartió su nombre, de donde eran. Lo primero que les pedí fue que, en una o dos palabras, sinteticen qué esperaban que pase este fin de semana, es decir para qué se me habían hecho este regalo.

Las palabras que más resonaron fueron:

- Nutrirnos.
- Compartir.
- Dejar a mis hijos un árbol limpio.
- Entender por qué me pasa lo que me pasa.
- Sanar.
- Cerrar etapas.
- Llorar.
- Limpiar.
- Reinventarme.
- Revisar mis vínculos.
- Entender por qué hago lo que sé que está mal y no hago lo que sé que está bien.
- Ver qué onda, tengo muchas expectativas.
- Porque las constelaciones me han cambiado la vida, me han sacado mochilas de encima y hoy necesito seguir trabajando en mí.

Yo no lo hubiera podido resumir mejor. Constelar es eso.

Observé la sala. Noté que había algunas principiantes, también varias de mis fieles seguidoras y varias alumnas en sus estadios de posgrados. Más de quince personas, la mayoría mujeres. El buen humor y la apertura y las ganas de sanar reina en la sala.

Podía sentir en la piel y en el pecho el entusiasmo de la gente, su buena energía y predisposición. Los menos asiduos más nerviosos, tal vez más escépticos, usaban el humor para no sentirse expuestos y mostrarse nerviosos.

Pedí entonces a cada uno que presente la temática específica que deseaba constelar, en esta instancia de manera breve y concisa, para así yo poder empezar con mi trabajo, el cual conlleva varias capas y etapas hasta poder yo llegar a realizar la constelación debidamente. Y así empezamos.

Presentación: Mujer (Septenio N°9 - Edad 56 a 63), emprendedora

Tiene 4 hijos y está preocupada por 2 de ellos. Sin embargo, aclara que hace un tiempo, desde que decidió venir al seminario, le viene a la cabeza su abuela materna que murió a los 95 años cuando ella había tenido a su hijo varón.

Presentación: Mujer (Septenio N°10 - Edad 63 a 70), terapeuta holística

Expone preocupación por uno de sus hijos, ahí siento que hay algo más.

—No puedo adelantar con mi casa —agrega.

—¿Qué es tu casa para vos? —le pregunto.

—Mi casa es Mi Vida —responde sin siquiera tomarse un segundo para pensar.

—¿Vos estás dejando tu vida por tu hijo? ¿Qué edad tiene tu hijo?

—28 —responde. La miro y ella agacha la cabeza.

—Si no estás viva no podés disfrutar tu hijo, ni tu casa.

Presentación: Mujer (Septenio N°10 - Edad 63 a 70) terapias alternativas

Le preocupa el segundo de sus tres hijos. No le va bien en la vida y eso la angustia mucho. Agrega el tema de pareja, dice que no puede salir del barro, no viven juntos, tampoco pueden salir y divertirse, todo es escondido.

—¿Sos amante? —le pregunto sin ningún juicio de valor.

—Sí —contesta.

—Perfecto —lo que provoca en el salón risas generales imagino que de incomodidad al tabú mezclado con nervios.

—Es importante que sepas que al seguir manteniendo esta relación como amante no estás disponible para un buen amor. Los amantes están al servicio de las parejas oficiales, trabajan para los esposas y esposos —le explico con respeto.

—También doy clases de reiki, hago muchas otras cosas, pero siempre se me corta todo por un tema de salud. Salgo de una y me meto en otra.

—¿Algo más? —le pregunto, y ya no pudimos contener la risa. Era lindo reírnos juntos con el otro, no del otro. Es tan sanador reír con otros como llorar con otros.

—Uff. Bastante más —agrega entre risas—. Complejos, inseguridades, miedos, baja autoestima, y los tuve desde siempre.

—¿Qué tipos de complejos?

—Complejos hacia mi cuerpo, hacia poder comunicarme como yo quisiera con otros, Durante 10 años sufrí enormes maltratos: Yo me sentía excremento, todo era golpes, insultos, ninguneos. Una vez me golpearon y todavía estoy sorda de un oído.

—Tus hijos ¿cómo lidiaron con esa relación? —sigo indagando.

—Uno de mis hijos le pega a su mujer, y a mi hija le pegaba el exmarido.

El silencio que ahora recorre la sala se siente como un espeso frío. Los miro a todos, y veo en sus rostros congoja y ensimismamiento. Entonces les explico que todos los que aquí estamos es porque compartimos muchas de las cosas que van a pasar durante el fin de semana y que todos tenemos dentro de nuestros sistemas las problemáticas de todos. ¿Quién no ha sido abusado, maltratado, golpeado alguna vez? Por un familiar, un amigo, un hijo, un enemigo, un extraño. El abuso, el maltrato y el golpe vienen de muchas maneras, y hay muchas veces que no nos percatamos de lo que nos está sucediendo. El murmullo y los rostros indican aprobación.

Seguimos.

Presentación de una pareja: Mujer (Septenio N°6 - Edad 28 a 35), maestra mayor de obras, emprendedora y Hombre (Septenio N°6 - Edad 28 a 35), empresario

Tema: Pareja que no puede emprender

Primero expone ella lo que la trae hasta aquí. Dice sentir una intranquilidad que ha ido aumentando. Dice que no está afectando la pareja, pero que ella la siente. Los ojos y comentarios críticos de los suegros la hacen sentir culpable cuando le dejan a su cuidado a la hija de ambos para hacer algo juntos y solos en pareja unas horas o unos días. También son muy machistas y patriarcales los comentarios que hacen si ella necesita tiempo para estudiar y terminar su carrera, o si no hace algunas tareas domésticas y las terceriza.

Su voz tiembla, unas tímidas y vergonzosas lágrimas remarcan su angustia. Su relación con su propia familia está cada vez mejor, pero el tema con la familia política los ha hecho considerar hasta la posibilidad de separarse. Y siente que todo eso la tira para atrás. Se le nota la pesada carga que lleva encima en la angustia con la que habla.

Luego es el turno de exponer a él. Al principio se produce un pronunciado silencio. Luego se achica de hombros y habla con voz débil del tema de los proyectos de la pareja. Dice que tienen muchos pero que no concretan nada. Admite tener conflictos con su padre y con su hermano que no lo dejan trabajar bien y en equipo. Y como segundo tema a trabajar nos cuenta que se come las uñas desde que es chiquito.

Les propongo hacer un ejercicio para la pareja. Los ubicó en el centro del espacio parados mirando hacia la puerta. Solicito a seis voluntarios que se sumen y se ubiquen tres a la derecha de él y tres a la izquierda de ella. Cada grupo de tres sujeta fuertemente a cada integrante de la pareja por las piernas para no dejarlos avanzar. Luego coloco una persona delante de ellos, a unos dos metros, quien representa "el proyecto juntos". Ella se tapa la cara y comienza a llorar. Él tiene los brazos caídos con las manos tomadas fuertemente apoyadas sobre su cuerpo.

Los "pesos" en las piernas representan sus propios paradigmas y sus propias creencias limitantes que ellos las transfieren a las miradas y comentarios de los otros: "ustedes quienes piensan que son para abrirse y hacer algo sin nosotros", "ustedes no saben nada".

"El proyecto" los mira y dice que Ella está encerrada en ella misma, y que no lo mira. Él primero lo miraba, pero luego perdió el entusiasmo al mirarla a ella con el rostro tapado y en llanto. En eso ella se compone y comenzó a tirar y forcejear. Logró soltarse de las amarras y se acercó al proyecto, pero él se quedó inmóvil, no podía seguirla.

Finalmente, y después de tensos momentos de forcejeos, él también se soltó y avanzó unos pocos pasos.

Pedí que miraran los pesos que habían dejado atrás y que les agradezcan por haberlo llevado hasta ahí. Les pregunté cómo se sentían. Él dijo sentirse libre, nervioso pero libre. Luego la miró a ella y se lo repltió.

Él se movía de a pasos muy pequeños hacia ella mientras ella permanecía inmóvil sin poder mirarlo. Entonces él retrocedió un paso y volvió a mirar a los "pesos". ¿Cómo iban a llegar al "proyecto" en esta situación? Él estaba mirando hacia atrás. El proyecto los mira a los dos. Él giró nuevamente hacia adelante y se acercó a ella, pero ella no lo recibió con amor.

Entonces él pidió volver al medio. Luego pidió volver al pasado, a los pesos. Él quiere volver a mamá, a papá, a lo conocido. Dice que le tiembla el cuerpo, que le duele la cintura. Ella llora. Él dice que le da miedo, y ella vuelve hacia él, retrocede junto a él y hacia sus ataduras. Se encuentran en un abrazo sentido, profundo, llorando hacia afuera un mar de viejas y cansadoras angustias.

Les pido que ya, ahora, vayan a abrazar su proyecto juntos, por un tema de sanidad, creyendo realmente que sí pueden lograrlo. Las lágrimas decrecen en un sollozo y luego desaparecen. Entre los "pesos" se haya la madre y el padre de él. El padre, desde el piso, lo mira orgulloso como diciendo "mira cómo lo logró este pendejo". A su madre no parece gustarle tanto.

Ella siente no poder volverse a mirar hacia los pesos. El padre dice que está contento. La madre dice no creer que su hijo vaya a ser feliz con esa decisión. Sin embargo "el proyecto" dice sentir que algo se activó.

Mirando el campo y a ellos les dije:

—"Tienen que estar juntos para llegar hasta acá y buscar una estrategia. Tal vez por el momento y hasta lograr despegar tenga que ser éste su secreto. Esta vida es de ustedes, ¿no?".

Compartamos el Aprendizaje. El poder de una imagen

En este caso elegí proponerles hacer un ejercicio sistémico, aunque no deja de ser una Constelación, ya que nos iba a aportar la información de lo que estaba pasando. Si bien podría haberles dicho con palabras por donde pasaba su problema, preferí que lo vivenciaran para que no lo olviden nunca más. La sensación de sentirse atrapado y no poder moverse es algo realmente desesperante y ver a nuestra pareja en esa situación es muy impactante. Esto provocará que cuando a alguno de los dos le cueste tomar decisiones, el simple recuerdo de este ejercicio, aportará la paciencia y comprensión necesarias para sostener el proceso que les tocará atravesar.

Unas risas de aprobación y optimismo brotaron en la sala y nos ayudó a todos a aflojarnos un poco. Era mandatorio y necesario. El aire se descomprimió y la conversación empezó a fluir entre los participantes y fluyó hacia el tema Amantes.

Presentación: Mujer (Septenio N°6 - Edad 28 a 35) profesora de yoga

Su tema es ser amante de un hombre que no es libre. Dice saber que no está bueno, pero alega que a ella le sirve porque está abocada al estudio. Cuando le menciono del peligro de enamorarse dice "Pero ya me enamoré". La problemática es claramente de autoestima. Las mujeres que no exigen nada son carne de cañón para ser eternas amantes. Si el hombre se va de vacaciones con la mujer y le trae cualquier cosita de regalo, sólo con eso ella se pone feliz.

Si una mujer de 33 años como ella, quiere ser *madre* de los 33 a los 37, es un período crucial que no está para perder el tiempo. Si no encuentra a su pareja entonces sale desesperada a buscar consciente o inconscientemente un "padrillo" digamos usando la terminología ecuestre. Y digo "padrillo" porque en realidad no ama a ese hombre, lo que ama es ser *madre*. Por lo que, al poco tiempo de tener el bebé, la madre elije al bebé y descarta al hombre, se rompe el orden jerárquico, la pareja se rompe, y el hombre se siente estafado.

La participante cuenta que, desde una mirada de afuera, ella ha juzgado ese lugar de amante en otras mujeres. Pero ahora le toca a ella estar en ese lugar, encuentra un montón de razones y explicaciones para justificar su elección. Su carrera, que él es muy inteligente y la estimula en sus estudios, que ya se han distanciado varias veces pero que nadie llega a interesarle como él.

También dice que no cree que ame a su mujer, pero que no sabe por qué esta con ella. No es una mujer de fortuna, por lo que no está por su dinero, no tienen hijos, no están casados, pero trabajan juntos. Concluye que están juntos por interés y porque ella no le hace drama, lo deja suelto. Eso me hace pensar que en el imaginario emocional de este hombre él deposita su libido en ella (amante), y con la mujer es con quien se siente cómodo y cuidado (madre). Cuando sea su turno de Constelar ahondaremos en el tema.

Decidimos hacer un pequeño break para estirar las piernas, tomar aire, tomar un café, abrigarse… y en ese momento una participante, con la voz quebrada irrumpe y dice que quedó muy angustiada por la historia de la pareja anterior. Decido entonces interrumpir las presentaciones y constelarla al regreso del break.

Constelación: Mujer (Septenio N°7 - Edad 42 a 49), comerciante

Tema: Reencuentro de una madre con su hijo

Me mira. La miro. No habla y se ríe. Entonces comienzo yo.

—¿Cómo es tu relación con tus hijos?

—Ya no viven más conmigo. La nena se fue a vivir con su padre y mi hijo varón se fue a vivir sólo.

La sentía abatida, pero con ganas de trabajar, entonces a trabajar nos pusimos. Le pregunté quiénes en esa sala le hacían recordar a sus hijos, y ella eligió dos colaboradores. Ambos se ubican en el centro del salón y de sólo mirarlos comenzó a llorar tapándose la cara. El representante *R Hijo* dijo que primero le dio ganas de abrazarla y luego se rió, presumo incómodo. Le pedí a ella que se destapara la cara y a él que se le acercara. Él se acercó y se arrodilló delante de ella a unos dos pasos. Les pedí que se desenvolvieran sin temor y el avanzó, entre arrastrado y de rodillas, y le abrazó las piernas, mientras que la *Consultante*, al ver a su hijo, soltó un llanto herido y se agachó a abrazarlo.

Quedaron así unos minutos, ella no podía contener su llanto, su dolor y su angustia. Entonces él se paró a abrazarla, ella le besó las mejillas, y quedaron tomados de las manos mirándose a los ojos. Le pedí a ella que le diga a su hijo lo que sentía, y ella llorando le dijo "te amo, no sé porque me dejaste". Le pedí que, sin dejar de mirarlo a los ojos, repita estas palabras: "Hijo, las puertas de mi casa y de mi corazón, a partir de ahora, están abiertas. Mi casa es tu casa". Se fundieron en un abrazo. La *R Hija* al ver esa escena fue a abrazar a ambos

Compartamos el Aprendizaje: Los hijos deben ir a los padres

El orden sistémico es que los hijos deben ir hacia los padres y no a la inversa. Los hijos a partir de la adolescencia buscan diferenciarse de los padres y una de las formas es la rebeldía o agresividad para ser echados de la casa paterna. Esta partida del hijo en busca de su propia identidad y diferenciación puede llevarle años si es con enojo. Hay veces que esa búsqueda es dolorosa, pero necesaria para aportarle crecimiento. En un futuro al convertirse en padre comenzará a experimentar las mismas mieles que vivió en su rol de hijo, pero esta vez en el lugar de padre.

Es por eso por lo que digo que a los padres que debemos esperar la vuelta de la vida; hay veces que esta vuelta es tan larga, que nuestra vida no nos alcanza para ver el retorno del hijo. Pero los hijos siempre vuelven, aunque no lo veamos.

Habiendo escrito lo anterior te aporto otra mirada y es pensar que nuestros hijos nos están dando el espacio para ocuparnos de nosotros mismos. Es por eso por lo que te sugiero a vos papá o mamá que mientras sostengas la espera, continúes con tu vida y busques tu felicidad.

Presentación: Mujer (Septenio N°6 - Edad 35 a 42) artesana

Ella nos cuenta que también tiene un problema con sus hijos varones, y se culpa por las malas relaciones que tiene y tuvo con los padres de cada uno de sus hijos, relaciones ambas insostenibles y conflictivas. Y agrega que también tiene su casa a medio hacer.

Su nueva pareja, es una relación que no es relación, es decir no salen a pasear, no comparten una cena, ni comparten un mate. Sólo va un rato a su casa, está poco tiempo, y se va. Dice que ya se cansó, que él tiene un lado malo, y un pasado muy oscuro, pero que jamás se lo cuestionó ni habló nunca sobre eso con él.

Pregunto entonces algo que parece obvio pero que para muchos no lo es:

—¿Y por qué seguís con él?

A lo que ella responde:

—No sé por qué.

Sin dudas, tiene que sincerarse con ella misma, y aclararse sobre lo que quiere de esta relación y de la vida en general. Fue tremendamente llamativo cuando dijo "Nunca dejo a los chicos solos con él". Inmediatamente me quedó claro que estaba con él por miedo.

A los ex se los conocen cuando son ex, no cuando están juntos. Cuando uno sale con satanás, a satanás no le gusta que lo dejen. Hay que decidirse a salir del rol de víctima. Una víctima en realidad busca que la quieran, pero genera violencia en los otros, porque esa victimización violenta.

Si la otra persona ya es violenta por naturaleza cualquier chispazo detona esa violencia. El violento busca una víctima, una persona frágil para poder sacar su violencia.

Es indispensable el trabajo interno para salir de ese rol de victima para atraer una pareja sana, a nadie le gusta acompañar a alguien que no sabe dónde está parado, que no sabe lo que quiere, que no se respeta y ama a sí mismo.

Presentación: Mujer (Septenio N°9 - Edad 56 a 63), empleada administrativa jubilada

Ella no quiere hacer infeliz a nadie, ni decepcionar ni enojar a nadie. El marido es muy machista y controlador. Y lo acusa de hacer chistes malos, nos hizo reír a todos con su sorpresa y su dulzura.

Constelamos hace mucho por el tema de su jefe y los "juanetes", protuberancias óseas en los dedos de los pies. Los juanetes se forman cuando yo quiero ir hacia un lado y la vida o las circunstancias me lleven hacia otro lado.

Les cuento su constelación anterior, su jefe que tanto quería se murió y el nuevo jefe le hacía tan mal que hasta pensó en renunciar antes de jubilarse. Si fuera el caso que una pareja vive en una ciudad y que al marido lo trasladan a otro lado y ella no quiere, entonces para seguir a su marido ahí pueden generarse juanetes.

Presentación: Mujer (Septenio N°8 - Edad 49 a 56), docente recientemente jubilada

Se siente reflejada en muchas de las personas que estuvieron presentándose. No puede decir que no. Siempre termina diciendo que sí, aunque quisiera decir que no, y dice que así le fue. Se le cierra la garganta y le tiembla la voz cuando dice que quiere hacer otra cosa con su vida ahora, que siente que llegó el momento de ocuparse de ella. Confiesa que tuvo un matrimonio complicado, del cual nació su hija quien, a raíz de su mala relación con el padre, tiene serios problemas psicofísicos.

No armó otra pareja, pero tampoco la quería. Quería dedicarse a ella y divertirse. Y eso hizo por un tiempo, pero ese tiempo ya paso, pasó el tiempo de sólo divertirse, y siente que no se debe haber ocupado de ella de la manera correcta ya que siente que le falta algo. Dice que en su vida sufrió acoso hasta que puso los límites, pero de mala manera, como siempre se ponen cuando se ponen tarde.

Presentación: Mujer (Septenio N°10 - Edad 63 a 70), Peregrina...amante de la vida

Ella viene a constelar el tema de la repetición histórica de parejas inadecuadas. Su primer gran amor era acuariano, enloquecido y enamorado de su empresa. Terminaron separándose y cada uno hizo su vida. Ahora, años y años después viene otro exactamente igual.

Estas problemáticas suceden cuando no tenemos resuelto y aprendido lo que debemos, entonces la vida nos lo vuelve a poner delante para darnos otra oportunidad para aprender esa lección y así crecer.

Le explico que en su constelación debe trabajar el soltar a su primer pareja y despedirla. Hay que cortar ese ciclo. Porque si no lo hace va a atraer acuarianos amantes del trabajo una y otra vez.

Esta misma dinámica sucede en todos los ámbitos de la vida. Lo que no tengo resuelto y cerrado se repite.

Otro ejemplo son los traumas. Si uno tuvo un trauma de chico o de grande y no lo trabaja, no lo resuelve ni lo suelta, ese mismo temor que se generó en ese trauma, cualquier situación que nos remonte a un recuerdo o situación parecida hace que ese dolor sufrido vuelva con la misma intensidad. Ejemplo: si de chico casi nos ahogamos y a raíz de eso le tomamos terror al agua y no lo resolvemos, a los 70 años le seguiremos teniendo miedo al agua.

Presentación: Mujer (Septenio N°7 - Edad 42 a 49) comerciante

Ella también trae como tema a constelar la repetición de historias. Hubo serios abusos en su familia que cree que los está internalizando y provocando que se repitan en su propia familia. También menciona que cree que existe un secreto en la vida de su padre.

Su padre era adoptado y no conoce a ningún familiar de él. Cuando era chica nunca pudo contar con su papá, por su trabajo, camionero, estaba mucho tiempo ausente.

Ni siquiera pudo esperar a que ella juntara la plata que él le había prestado, fue a su casa y se llevó todo, hasta los colchones.

Trabaja desde los 11 años, y con su trabajo sostenía a su familia. Falleció su primer hijo a los 10 días. Era el mayor. Cuatro años después nació la hija y luego el tercer hijo, quienes vivieron con sus abuelos y no con ella.

Mi experiencia me dice que cuando ella tuvo a su hija no estaba disponible para la nena, para estar presente emocionalmente y no podía "verla" a raíz de la pérdida de su hijo mayor. Tiene un profundo dolor, y por eso sus hijos necesitaban correrse. Y tal vez ese es el espacio que le dieron para que ella se curara.

Cuando ella hizo el ejercicio, no podía ver a los hijos, se tapaba la cara. La repetición de las historias sería: el padre se fue, ella se fue, porque la mamá le quería sacar los hijos porque trabajaba todo el día, ahora sus hijos se fueron. Ella se fue con el hijo que no pudo vivir. Las madres se van con el hijo que muere. Y sus padres captaron ese estar "ida" y por eso le quisieron sacar sus hijos.

En lo que hay que trabajar es en que ella se quiera a sí misma. En que ella se pueda encontrar, que su alma se pueda integrar.

Presentación: Hombre (Septenio N°7 - Edad 42 a 49), empresario y especialista en comercio internacional

Primero habla de los problemas con su hermano, trabajan juntos, les va bien pero ya está cansado de este vínculo que se desgasta y se rompe diariamente. El hermano está más comprometido con el negocio. Sin embargo, él está cada día más aburrido y cansado. Él quiere dejar el negocio y hacer algo por su cuenta y se lo ha dicho varias veces, pero el hermano lo ignora. Entonces sigue ahí y eso no le permite crear otra historia.

También trajo el tema de la ansiedad, que lo ve mucho en el hecho de que se come las uñas desde muy chico. Él es el mayor, con ese hermano se lleva 9 años y con el más chico 10. Le pregunto sobre sus padres, si viven y como era su relación. Contesta que la madre falleció y con su padre su relación es fluctuante. El veía que sus padres se llevaban mal ya desde chico, incluidos los 9 años que fue hijo único antes que llegaran los hermanos.

Respecto del tema de comerse las uñas en los hombres tiene que ver con el vínculo con el padre. El varón "se come a sí mismo" por la aprobación de su padre.

Presentación: Mujer (Septenio N°8 - Edad 49 a 56), profesional independiente

Quiere empezar a ocuparse de ella, a quererse, a aceptarse como es, y dejar de cargar mochilas de otros que sabe que lo hace para ser querida. Dice que la única persona que realmente la amó fue su madre y ya no la tiene. Confiesa que nunca fue elegida por una pareja. Que el vínculo con sus hijos se está tornando complicado. Entiende que tienen que volar y desea que sean independientes y que no tengan que ocuparse de ella.

También sacó el tema del abuso; habló de su hermana mayor que le lleva 10 años y que la maltrato siempre, hasta le quemó la cabeza con agua hirviendo cuando ella era chica. En su matrimonio el último tiempo fue muy maltratada psicológicamente, muy ninguneada.

Cuenta que su hijo más chico se come las uñas, y que el padre de sus hijos no está bien. Ella se ocupa de su ex como si fuera un hijo más. Se siente sola en el mundo. Huérfana. Su padre murió cuando era muy chica por lo que su madre sufrió mucho y ella quería hacerla feliz. Hasta estudió una carrera que a ella no le interesaba para hacer feliz a su madre. Pero ella ya no está. Su único sostén emocional seguro en el mundo ya no está. Tiene familia en Hungría, en la ciudad de donde es oriunda su madre. Cuando cayó el muro de Berlín su madre viajaba frecuentemente para sus pagos, y cada vez se quedaba unos meses. Ella nunca pudo acompañarla, una vez por los finales de la facultad, otra por trabajo, otra por temas personales, por lo que sea nunca fue. Y cuando encontró la forma de hacerse el tiempo, su abuela muere. A raíz de ese hecho doloroso su madre decide no ir más.

Dice que hace tres años que quiere viajar a Hungría para reencontrarse con su única familia y por un tema u otro tampoco ahora lo hace.

—A ver si voy para allá y no me quieren —dice con angustia.

—Pero si a tu madre la querían tanto, por carácter transitivo, van a quererte a vos, serás bienvenida, y vas a sentirte en casa —contesto dándole un poco de perspectiva.

Luego entramos en el tema de sus hijos y la relación con su padre.

—Tu hijo menor y la relación con su padre, no hay que meterse —le explico—. Es un tema de ellos. Porque si uno se mete en el medio aparecen los rótulos, "el favorito del papá" y el "favorito de mamá por descarte", por tomar por cierto un rechazo de su padre que puede que no sea rechazo sino no poder encontrar aún una buena y sana forma de vincularse con él desde sus propias problemáticas.

Ella se mantiene en silencio con la mirada fija en mí y un rostro que intenta por todos los medios no llorar sin mucho éxito. Entonces prosigo:

—El padre va a tener que cambiar, para tener un vínculo con su hijo. Si sus hijos no van a su padre, si se siente sólo y sufre esa soledad y desea ese contacto y ese vínculo, él sólo va a encontrar la forma de acercarse a sus hijos.

Compartamos el aprendizaje: Algo de mi propia experiencia con hijos adolescentes.

Miro la sala y veo a muchos asentir con sus cabezas en silencio, y entiendo que el tema de lidiar con los vínculos entre los papás y los hijos les resulta común a muchos. Entonces les cuento mi experiencia, para que vean que eso nos pasa a todos, que no es fácil, y que todo tiene un tiempo y que cada integrante de la familia requiere su propio proceso. Todos tenemos que ubicarnos y lo hacemos, o no, cuando llega el momento. Entonces les cuento mi historia.

Yo pasé por algo así. No encontraba la forma de relacionarme con mis hijos porque tal vez aún estaba enojado con el divorcio. Pero no podía ver eso. Hasta que un buen día mi hijo mayor, en un momento de ira, me rompió la puerta de mi dormitorio, de una patada. Así como se los digo. ¡Me hizo un agujero! Me insultó y se fue. Ahí me di cuenta de que algo yo no estaba entendiendo. Y así también mi hijo se metió en mi agenda, literalmente, se metió en mi agenda.

Decidí pedir ayuda y fui todo un año a un terapeuta para intentar entender y tratar de arreglar mi relación con mis hijos. Finalmente, después de ese tiempo el terapeuta nos cita a una de sus sesiones y me advirtió: "te van a decir de todo, pero vos callado". Y así fue. Me dijeron de todo, que era un egoísta, un padre totalmente ausente con también malas palabras. El terapeuta cerró la sesión con una pregunta dirigida a los chicos: "¿Ustedes creen que su padre es una mala persona o que quizás tiene alguna dificultad y no encuentra la manera de relacionarse con ustedes?" y ahí se terminó la sesión.

Nos fuimos todos callados, en el subte, yo sumido en un silencio lleno de pesar y confusión. Y mágicamente esa semana nos llevamos muy bien. Y cuando a la semana volvimos para la próxima sesión, mi hijo mayor dijo que se dio cuenta que su padre (o sea yo) tenía problemas. Y que él también tenía problemas y que no se iban a arreglar mágicamente porque uno solo hiciera todo el trabajo. Éramos los dos quienes teníamos que encontrarnos en el medio para arreglar los problemas que nos separaban.

Y así es como con altos y bajos, ambos comenzamos a desarrollar lo mejor de nosotros para mantener una relación de mucho amor en armonía.

Presentación: Mujer (Septenio N°7 - Edad 42 a 49), docente y buscadora serial de herramientas que mejoren la calidad de vida

Abre su presentación advirtiéndonos a todos que ella es una mujer muy intensa. Siente que hace en un día lo que la gente hace en un mes. Siempre se sintió orgullosa de ser así, porque la hacía sentir poderosa. Pero hoy no lo vive de la misma manera. Hay días que no le gusta vivir así, y que no quiere toda esa vorágine, ese correr todo el día y para todos. Ya no la hace sentir poderosa sino cansada y sin un objetivo claro de para qué o para quién lo hace. Esa intensidad con la que vive ya no le da paz. Escuchando a los demás tuvo un pensamiento que la angustió y le cerró la garganta:

—Pero siento que si paro me muero.

La miré y le pregunté quién se había muerto recientemente y dijo que su papá falleció hacía dos años, a los que aclara que ella siempre fue así, desde chica. Es madre de dos chicos, y está económicamente a cargo de todo y ahora tiene al cuidado a su mamá, por lo que se siente llena de responsabilidades y muy poca paz y diversión. Pero insiste que esto que le pasa no es de ahora, ya lo viene sintiendo hace un tiempo.

Cuenta que su madre se enferma seguido con mucha intensidad, sumado a sus hijos, su carrera, su pareja que no es pareja, la vida se ha vuelto un problema tras otro. Dice sentir que tiene un postgrado en todo, pero ya no le da orgullo, no le divierte. Asegura que su trabajo está bien, pero siempre es con mucho esfuerzo.

Reflexiona unos segundos y dice que no era eso lo que vino a constelar, pero eso le salió escuchando a los demás.

Lo que ella vino a constelar es sobre el tema de su pareja. Nos cuenta que ya hace un tiempo está saliendo con su mejor amigo. Los dos se hacen los tontos porque ambos saben que la cosa no va, y admite que ella no lo ama. Pero también admite que le hace compañía y lo quiere mucho como amigo, ya que son amigos de hace muchos años, y por eso le cuesta cortar. Pero no logra encontrar la fuerza, no lo quiere lastimar, ni quiere perder la amistad. Y confiesa también que no se amiga con la idea de estar sola, entonces un poquito también siente que, antes que nada, es mejor eso.

Recuerda que en la constelación que hicimos los tres hace un tiempo atrás, ella lloraba porque no veía la solución y él decía que podían hacerlo funcionar. "Tenemos, podemos" decía él. Pero para ella, cuando no hay ese amor real de pareja, eso no existe.

Compartamos el aprendizaje: comerse las uñas

Como finalmente, también menciona que se come las uñas. Veo que es un tema recurrente, entonces le dedico un momento para conversar. El tema de las uñas es una conducta de auto fagocitación, que nos muestra que nos sentimos con la autoestima baja. Miremos lo opuesto. ¿Cómo se ven las mujeres cuando tienen las uñas largas, prolijas y pintadas? Se ven super bien, sexis, que se llevan el mundo por delante. Comerse las uñas es lo opuesto.

Recuerdo la primera constelación que yo hice y fue a un hombre de unos 60 años, médico que estaba cansado de comerse las uñas. Allí ubiqué un representante para él mismo y otro para el comerse las uñas. Pude observar que estaba relacionado a la distante y compleja relación que tuvo con su padre ya fallecido. La constelación concluyó en una sentida y emotiva reconciliación con su padre. Las uñas carcomidas siempre estuvieron al servicio de la reconciliación.

Tendremos que ver en cada caso con quien necesitan reconciliarse, incluir o soltar, para que dejen de comerse sus uñas.

Presentación: Mujer (Septenio N°11 - Edad 70 a 77) jubilada y abuela feliz

El tema que la convoca es su salud. Tiene una pierna que le duele y se le enfría todo el tiempo. ¡Hasta le cortó la manga a un pullover para hacerle una bufanda a la pierna! Le pone la bolsa de agua caliente y nada. Fue al médico no sabe cuántas veces ya.

—Y sabes Claudio lo que me dijo la última vez? Me dijo: "Y que querés querida! Tenes 76 años!! ¿A ustedes les parece que el médico me diga eso? Nos reímos a carcajadas.

Nos conocemos desde hace ya un tiempo, es una magnífica mujer y una comediante muy talentosa. Es una persona amorosa que siempre me ha enseñado a tomarme las cosas con liviandad y a reírnos de nosotros mismos. Se le notaba en la mirada y en la voz lo feliz que la hacía hacernos reír.

Le pregunté cuándo empezó a hacerle la "bufanda" a la pierna y ella, en tono risueño y picarón replicó "cuando noté que ya era crónico". Otra carcajada general.

Ella suelta y graciosa como es, nos contó lo indignada que estaba atendiéndose con el joven medico "Pablo" quien le dijo que, cuando él la tomó como paciente, ya venía con ese problema, "por lo que él estaba contento de que, bajo su cuidado, al menos no había empeorado". Nadie podía contener la risa, siendo ella la que reía más que todos.

—Además tengo otro problemita —dijo e hizo una pausa mientras buscaba las palabras, y cuando las encontró tomó coraje y nos iluminó.

—Digamos que me voy por el inodoro.

Casi nos caemos de las sillas de la gracia que nos dio su vocecita tímida en disonancia con su cara pícara. Dejé que la risa se extendiera y se extinguiera y así ayudara a liberar un poco de tensión. Luego le pregunté por su marido.

—Mi marido murió de cáncer de páncreas hace muchos años. Lo dejé de querer porque era malo conmigo. Nunca le tuve miedo, pero si le tenía mucha bronca. Me metió los cuernos siempre —dijo con voz superada—. Y cuando lo dejé de querer ahí sí pude enfrentarlo. Le dije todo lo que me había guardado todos esos años, pero siempre seguimos juntos. Me acuerdo de que un día le dije que me lleve al centro a comprar cosas y peleamos tanto en el camino que me dijo que me iba a comprar un auto así no tenía que llevarme a ningún lado más. Y así fue. ¡Me compro un auto! Pero nunca más me llevo a ningún lado. Yo no lo amaba, pero si lo quería.

Su voz ya no era pícara, comenzaba a ensombrecerse.

—No sé por qué, pero lo quería. Cuando se enfermó yo sólo quería estar con él, pasarle la mano por la espalda, cuidarlo.

Fue un momento muy valioso ese que nos regaló. Sentí como el aire de repente se llenó de empatía y cómo fluía el cariño. La quisieron todos de inmediato, y enseguida supe que ella sería un eslabón muy importante para todos en este proceso de sanación.

Ahora es un buen momento para realizar un ejercicio, haremos una dinámica sistémica.

Qué es un ejercicio de Dinámica sistémica y para qué sirve

Un ejercicio de dinámica sistémica es un modelo de simulación que nos permite estudiar el comportamiento de los sistemas sobre determinada problemática que aportamos. Dicha observación fenomenológica del sistema nos proporciona la información necesaria para ampliar nuestra mirada hacia situaciones que desconocíamos o nos confirman ciertas hipótesis que creíamos tener.

Tanto los ejercicios de dinámica sistémica, como las Constelaciones Sistémicas en manos de un buen profesional hacen explícito lo implícito, permitiendo ver lo que antes no se veía.

Ejercicio 1: Dinámica sistémica "Honrar a Mamá, a Papá y a la vida"

La más importante historia que tengo para introducirles este ejercicio es la historia de mi reconciliación con mi papá que ya se las conté en la introducción del libro. Allí les presenté las tres palabras mágicas:

- **Si** (Te veo y reconozco).
- **Gracias** (por darnos la vida).
- **Por favor** (donde pedimos su bendición para poder emprender nuestro camino,

apoyándonos en ellos y que nos den el soporte para seguir nuestro destino).

Si no hubiera sido por ese ejercicio, que lo hice seis meses antes de que mi padre falleciera, nunca hubiera tenido la posibilidad de reconciliarme con él en vida.

<u>Nota:</u> si este orden se invierte está dirigido a la pareja y quedaría:

- **Si** (te veo).
- **Por Favor** (compartamos juntos el camino/la vida).
- **Gracias** (por elegirnos).

Dinámica del ejercicio

Nos formamos en grupos de 4.

De a uno van trabajando su dinámica sistémica mientras que las otras tres personas toman la representación de las figuras de padre, madre y a la vida. Cada uno ubica a los padres y a la vida donde sienten. Por ejemplo, una forma es ubicar a la vida detrás de los padres porque de ellos viene la vida. Pero cada uno debe sentir con qué diagrama está más cómodo. El ejercicio es sin hablar. Hay que dejarlo fluir. Que salga lo que salga, que pase lo que tiene que pasar. Luego cambian y ahora el trabajo de su propia dinámica sistémica lo hace otro integrante del grupo mientras que los otros tres toman la representación de las figuras de padre, madre y a la vida y así sucesivamente hasta que los cuatro integrantes del grupo hayan realizado el ejercicio. Es importante que el trabajo se realice en silencio al igual que los cambios de roles.

Empiezan a trabajar. Observo que tres formaciones se ubican en ese diseño triangular y uno en línea, uno al lado del otro. Aquellos que trabajan mantienen la mirada por un largo rato. Algunos sonríen, otros lloran, otros toman las manos, y otros se mantienen serios y luego abrazan.

Una de las participantes que habló de tema abuso toma la mano de su madre, luego le apoya su mano en el corazón, a lo que suma su otra mano, y luego la abraza para finalmente alejarla hacia atrás. A su padre le hace una reverencia, le toma una mano con sus dos manos y finalmente lo abraza. En su rostro veo admiración, refugio. También a él lo hace retroceder igual que a su madre, uno a cada lado de la vida. Finalmente toma a ambos padres de una de sus manos y los reverencia a los tres. No hay lágrimas. Es una profunda aceptación de lo que es y una exhumación de perdón hacia ella misma.

Feedback del ejercicio

Algunos quisieron compartir su experiencia durante el ejercicio.

Experiencia 1: Hombre (Septenio N°7 - Edad 42 a 49)

Él cuenta, que lidia duramente con el dolor y la culpa de no lograr que su hermano entienda y acepte su decisión de no querer ser más parte de la empresa familiar. Su hermano está negado a entender.

—Sentí que mi padre me dio la bendición. Sentí que me dijo "Vos debes ocuparte de tus cosas y de tu vida. Yo soy el padre de tu hermano, no vos".

Mientras me miraba a la espera de una respuesta yo le hice una pregunta.

—¿Por qué no le decís a tu hermano que te vas 6 meses a la china a ver nuevas tecnologías, y cuando volvés le decís que ahora te vas a Londres 3 meses a estudiar algo?

Pero así sólo sigo dilatando la decisión... —respondió sin entenderme.

—Yo lo veo distinto. Tu decisión ya está tomada. Y también fue hecha explícita en varias ocasiones. Lo que no está, es siendo entendida y aceptada del otro lado. Si haces eso lo vas a ir acostumbrando a la fuerza a tu ausencia.

Se me quedó mirando unos segundos, pensando y dijo:

—Es una buena idea. No se me había ocurrido simplemente irme.

Experiencia 2: Mujer (Septenio N°7 - Edad 42 a 49)

—Yo pude hacer el duelo con mi madre. Pensé que iba a ser un dramón, pero fue lindo. La "vida" fue divertida porque me esperaba trotando y eso me divirtió, porque yo siempre estoy a mil. Pero lo que rescato es que los otros tres participantes me eligieron de madre y eso me molestó".

La miré con una sonrisa pícara y le dije a ella (y a todas):

—Basta ya de proyectar esa imagen de "sólo madres" o de "ser la madre de todos". NO ayuda a nadie ni a ninguna relación amorosa. ¡Vamos a ver si logramos sacar hacia afuera un poco a la perra interna que todas ustedes tienen! ¿Qué les parece?

La explosión de carcajadas y expresiones de aprobación fue contagiosa. Recuerden que había 14 mujeres en la sala y sólo 2 hombres.

Experiencia 3: Mujer (Septenio N°7 - Edad 42 a 49)

—Mi papá se enojó porque yo me llevé la vida.

Le expliqué que eso era correcto. Porque la vida viene de ellos y a ellos no les gusta que nos la llevemos sin antes pasar por ellos para agradecerles. Tendrás que seguir revisando que tema está aún pendiente.

Opuestos se unen

Este dibujo ilustra cómo los opuestos finalmente se unen.

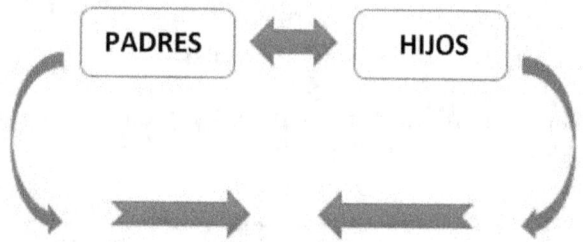

Si sigo enojado con mis padres, sigo mirando hacia atrás, al pasado, y no puedo mirar el futuro. Cuanto más distanciado deseo estar de mis padres, más parecido a ellos seré, ya que todo hijo tiene dentro suyo la sumatoria de las luces y sombras. La vida esta adelante, el amor, los proyectos, los hijos, todo está adelante.

Hace unos años mientras constelaba pude comprender que "cuando podemos ver Luz en las partes sombrías de nuestros padres, nuestras sombras se iluminan y nuestra vida se hace más liviana"

Ejercicio 2: Tarea para antes de dormir. "¿Cómo sería mi príncipe azul?"

Como tarea para antes de dormir les pido a todos que escriban en una hoja al detalle cómo sería la persona que querrían tener a su lado. Les pido especialmente que sean específicos y minuciosos con la descripción de los atributos que desean en esa persona.

Es muy importante ser específicos a la hora de pedir, de buscar y de encontrar porque, como dice el famoso dicho "el que no sabe lo que busca no entiende lo que encuentra".

El murmullo enseguida se torna eufórico, producto del entusiasmo por el tema y la complicidad que ya abunda entre los participantes y eso me divierte. Entonces les hago un comentario personal:

—Ojo con los ex y los noviecitos y noviecitas de la secundaria. Todo lo que está atrás, que forman parte de nuestro pasado, están vencidos como un yogurt, no son los mismos que habitan en sus recuerdos, lo que les pasó es la vida misma, como a todos nosotros que no somos los mismos que a los 18 años, sólo nos queda el nombre ya que el tiempo y nuestras experiencias vividas, se ocupó del resto. Facebook, Instagram y demás redes sociales son muy útiles para muchas cosas, pero no sirve cuando se usan para resucitar a los ex.

Las risas continúan indicándome que ya la atención necesita relajar. Entonces antes de invitarlos a compartir una deliciosa cena, les dejo una frase para pensar y soñar:

"Es absolutamente posible ser feliz con una buena pareja y tener una vida tranquila"

DIA 2

Otra inesperada mañana gloriosa nos agasajó al despertar. El cielo celeste tenue apenas asomaba por entre unas nubes algodonadas que levemente se movían por entre el aire liviano y fresco. Con su brisa fresca y su aroma rústico nos recordó enseguida que seguíamos en el campo, expuestos a las maravillas y los antojos de la naturaleza. Sentimos su fuerza doblegándonos a aceptar y a entregarnos. ¿Mera coincidencia? ¿Pura casualidad? Lo dudo.

El desayuno fue un deleite para los sentidos. Es absolutamente imposible resistirse a los alfajorcitos de maicena recién hechos que se deshacen en la boca, las tostadas de pan de campo con miel o mermeladas con su sabor profundo, ni las tortas de chocolate, lemon pie, y coco y dulce de leche que nos llevaban de las narices de viaje por infancias y amores.

Con las panzas llenas y los corazones contentos nos preparamos para una jornada larga e intensa. Siento las emociones y las expectativas corriendo altas en el grupo. Finalmente, acá estamos.

Mientras nos íbamos acomodando salió el tema de las expectativas y las ansiedades, entonces conversamos sobre ello. Es importante ver el papel que juegan las expectativas y la ansiedad en nuestra vida. Cuando uno tiene altas expectativas, o ansiedades, las cosas se alejan y nos paralizan. Por eso recomiendo a todos que se relajen, que va a pasar lo que tenga que pasar. Tal vez lo que esperan sentir suceda al mismo momento que lo esperan o tal vez suceda al final. O en una semana. O en un mes. Las constelaciones trabajan de oficio digamos. Una vez realizada la constelación el sistema sigue actuando. Hay que aprender a ser paciente y a hacer nuestra parte, que es simplemente estar comprometidos y conectados con lo que estamos haciendo y dejarlo fluir.

Como introducción al trabajo de constelaciones que estábamos a punto de iniciar les compartí mi experiencia de mi primera constelación.

—Recuerdo que yo tenía miedo, pánico de lo que podía pasar. Participé de muchas constelaciones de otros, y los veía y recuerdo que me corría un frío por la espalda de sólo estar ahí y sentir esa indescriptible energía que nos unía. Veía que a los demás les pasaban cosas y yo sufría. Me llevó 9 meses de participar en el curso de formación para ser Constelador hasta que finalmente me animé a hacer la mía. Fue una experiencia que jamás olvidaré. Fue en el marco de una convivencia como ésta ya que sentía que necesitaba de mayor tiempo y de mucho cuidado.

Compartamos el aprendizaje: ¿Cómo funcionan las Constelaciones? ¿Cómo un desconocido siente lo que siente?

Antes de comenzar quiero introducirlos con algunas respuestas a las preguntas que me realiza la gente que asiste a mis talleres y convivencias.

Algunas de ellas son ¿cómo funcionan las constelaciones?, ¿cómo puede ser que personas que no se conocen sientan o digan cosas que reflejan lo que nuestros familiares comentan a menudo? ¿Cómo puede ser que un desconocido se conecte y sienta lo que siente?

Parece un gran misterio, pero cuando lo explique verán que es más simple de entender.

Todo comienza con una persona que desea Constelar o trabajar algo de su vida. Comienza por un pedido que una persona expone, por ejemplo, alguna dificultad de relación con un hijo, algún tema con los padres, un tema de salud que no encuentra respuestas, desencuentros amorosos, dificultades en el trabajo o en conseguir empleo, etc. En fin, la versatilidad que tiene esta herramienta llamada constelaciones es inmensa y cada vez me vienen situaciones o temáticas más insólitas a constelar.

Una vez que la persona relata el problema que le aqueja, comienzo a hacerle algunas preguntas con la finalidad de llegar a entender algo más de su vida y por sobre todo de relacionar el problema con los diferentes ámbitos y sistemas que lo atraviesan.

En la medida que me cuenta algunos recortes de su vida, un sin fin de hipótesis se van abriendo y también cerrando dentro mío. Hasta que llega un momento en el que ya no necesito escuchar más. Determinadas palabras, personas y relatos se iluminan en mi mente, una primer hipótesis aparece y comenzamos a trabajar. Le digo que con lo que me contó es suficiente para mí y le pido que elija algunas personas que representarán a determinados integrantes de su familia o de su trabajo o algunos órganos de su cuerpo (dependiendo del sistema que vayamos a constelar).

Una vez elegidas las personas, el *Consultante* que solicitó su constelación, ubica a las mismas en el espacio (imaginemos que el trabajo se realiza en una amplia sala delimitada por unas veinte sillas formando un amplio círculo).

Los roles que intervienen cuando se abre una Constelación son cuatro. El *Consultante* (trae el tema y pedido concreto para constelar), El constelador (yo, facilitador a cargo), Los participantes (sostienen y apoyan con su presencia) y Los representantes (algunos participantes que son elegidos a representar personas o elementos que intervienen en la constelación).

Para que se pueda desarrollar una Constelación se requiere de los cuatro Roles que mencioné anteriormente, se requiere que el *Consultante* tengo en claro su Pedido (esto se va aclarando en la entrevista que vamos teniendo) y que el Conselador esté al servicio. Bajo este marco se forma un campo morfogenético, que es un campo de comunicación que va tomando forma y se nutre por la información que aporta el Sistema del *Consultante* y se activa por el Pedido concreto que le realiza al Conselador.

El Conselador recibe a través del Pedido del *Consultante*, el Permiso para poder trabajar con y dentro de su Sistema (sistema familiar de origen, actual, salud, laboral, organizacional, etc.). Ya que en el *Consultante* radica toda la información genética ancestral, la que sabe y la que no sabe que sabe.

Es aquí donde los Representantes son sostenidos y nutridos por la comunicación que emana del campo Morfogenético que alimentados por el Pedido concreto y conducidos por la/s Hipótesis que el Conselador va siguiendo, es que se va desarrollando la Constelación.

En este momento es cuando los Representantes sienten lo que sienten ya que quizás la emoción y sentimientos que advierten son ajenos a los propios.

Menciono la o las hipótesis ya que el Conselador no debe aferrarse a una Hipótesis determinada, porque es el mismo Campo Morfogenético el que nos muestra el camino y el fluir de la Constelación. Es estar alineados y en concordancia el Sistema del *Consultante* con el Sistema del Constelador al servicio de un fin mayor.

Un tema que deseo mencionar es que todos nosotros, en nuestro ADN contamos con la totalidad de la información Ancestral Sistémica. Y en una Constelación podemos acceder a niveles de profundidad que hasta el momento desconocemos cuál es su grado de alcance.

Vamos a las constelaciones entonces, para lo cual primero les cuento los datos básicos importantes y útiles para poder seguir el proceso de una constelación. Estos son los términos adecuados que se utilizan para describir las personas y sus roles y las diferentes etapas que se van pasando durante la constelación.

Terminología:

a) **Campo Morfogenético (Campo)**: espacio en el que se desarrollan, ubicado principalmente dentro del círculo que conforman las personas al ubicarse al comenzar el seminario, taller o constelación, pero que también se extiende hacia todo el espacio en general.

b) **Consultante (C)**: es la persona que en ese momento está haciendo su constelación.

c) **Participante (P)**: son todas las personas que participan en el taller sostienen y apoyan con su presencia.

d) **Representante (R)**: es un participante, que el *Consultante* elige o yo elijo o algunas veces se auto invoca para tomar un rol determinado (madre, proyecto, mentiras, esposo, vida, futuro, entre muchos otros más).

e) ***Alma* del *Consultante* (A)**: es el Representante del *Consultante* durante una parte o toda la constelación. Algunas veces puede ocurrir en algún momento durante la constelación, ubique al *Consultante* en su propio rol. Cuando eso ocurre le puedo pedir al Representante del *Consultante* que se siente o que se quede. Si se queda toma y ocupa el rol del *Alma* del *Consultante*.

f) **R=Representante de…:** Podrán leer *R Padre*, *R Madre*, *R Hermano*, etc., donde en todos los casos es una representación de la figura que se cita.

Instancias en la constelación:

g) **Narración:** El *Consultante* narra la situación que quiere constelar y formula el pedido.

h) **Representación:** Se elijen el *Alma* (Representante del *Consultante*) y los Representantes que entrarán al campo según la problemática planteada.

i) **Constelación:** Comienzo, donde intervengo con preguntas y observaciones hacia tanto los Representantes como el *Consultante* crean la dinámica necesaria para trabajar ese tema en particular. Cabe aclarar que muchas veces el tema propuesto por el *Consultante* resulta ser sólo un punto de partida, la punta del iceberg, y que la dinámica misma de la constelación nos lleve por sí misma a la raíz del problema donde lo planteado era sólo una manifestación sintomática del problema madre. El problema que se puede expresar en palabras muchas veces es sólo una repetición del problema originario el cual puede encontrarse en otro vínculo, o en otra situación y que además puede también venir de atrás en la línea ancestral.

Ahora sí, y sin más preámbulos, nos disponemos a constelar.

Constelación: Mujer (Septenio N°8 - Edad 49 a 56), docente jubilada

Tema: Dificultades entre hermanos

Cuenta tener una relación tensa con su hermano. Ama a sus sobrinos, pero la relación con su hermano no funciona. Aparece nuevamente el tema del abuso: dice que de chica su hermano la maltrataba y le pegaba. Él fue el primer hombre que la maltrato, luego le siguieron varios.

Con una voz que se torna cada vez más sufrida a medida que habla sobre su hermano, nos cuenta que él era rebelde, le iba mal en la escuela, hacia todo mal, pero que era el preferido de sus padres.

—Ni siquiera se recibió, pero igual lo elegían siempre a él.

Luego habla de su madre y de cuánto rencor le guarda por no cuidarla. En cambio, a su papá lo siente como el único que la protegió. La madre de su padre murió joven y a su padre le toco asumir muchas responsabilidades desde una muy temprana edad.

Comenzamos a constelar.

Le propongo elegir una persona que represente a ella, otra a su padre, otra a su madre y otra a su hermano. Ella las ubica en el campo de la siguiente manera: Su *Alma* adelante, la *R Madre* detrás, el *R Padre* lejos hacia la izquierda. Al *R Hermano* lo lleva más alejado casi dándole la espalda.

El Alma explica que no puede mirar para atrás. Se siente sola pero fuerte.

—Dice sentir indiferencia, —responde mirando a su alrededor *R Madre*:

Todos están mirando hacia un lado diferente. La única que mira a su *Alma* es la *R Madre*, pero por detrás.

Nueva consigna: les pido que se dejen llevar, que se muevan, que hagan lo que quieran.

Su *Alma* avanza unos pasos en diagonal alejándose un poco de su *R Madre* y comienzan a hablar en forma espontánea.

—Cuando empecé a caminar, me dio curiosidad y miré hacia atrás. Los veo a todos y los veo muy mal, están hechos pelota. Me siento desentendida, como de afuera.

—Tengo escalofríos, quiero mirarlos, pero los árboles a través de la ventana me atrapan. Tengo bronca y tristeza. Siento que estoy en un lugar de porquería y que no recibo nada de nadie, —agrega *R Hermano*.

Intervengo describiendo lo que veo y sucede en el campo y me dirijo a la *Consultante*:

—Tus padres se ocuparon de él porque lo veían inútil, porque no estaba en condiciones de cuidarse solo, era un chico problemático. Tus padres no están a tu lado, pero miran hacia vos, no lo están mirando a él. Mirá, justo tu hermano se dio vuelta. Vos venís de acá, de estos padres, de este sistema. Así como los ves, medio tullidos, de allá venís. Podes seguir mirando para adelante o simplemente mirarlos de una manera más compasiva. Hicieron lo que pudieron. Sin palabras dejá que tu cuerpo se exprese. Porque no hay más que esto, y no va a haber más.

Su *Alma* sale primero en busca del *R Padre* para expresarle todo lo que lo extraña, le agradece todo lo que hizo por ella y lo que no. Le dice que lo tiene que dejar ir y le desea que esté bien con su madre allá en el cielo. Luego va hacia el *R Hermano*, pero él no se inmuta, manteniéndose dentro de su carcaza de enojo.

Vuelvo a intervenir. Le pido a su *Alma* que lo mire a su *R Hermano* y le diga: "Toda la vida me creí superior a vos. Hice una gran carrera, soy una gran profesional. Logre todo lo que quería, pero estoy sola hermano, y me haces mucha falta. Hoy vengo a abrir mi corazón". El *R Hermano*, que primero la mira con frialdad, desde detrás de su cascarón le extiende sus manos tibias y suaves y le responde "yo también estoy solo".

Les pido que se dejen fluir y se abrazan y las lágrimas brotan de todos, primero sacando la angustia y luego trayendo el alivio.

Miro a la *Consultante* y le pido que me acompañe y que todos se ubiquen en su lugar, madre y padre detrás y los hermanos adelante, el hermano menor junto al hermano mayor. Los dirijo hacia el frente, uno junto al otro. Les pregunto cómo se sienten. Ella dice bien, el balbucea bien, pero veo que su hermano está bastante desalineado, perdido, partido al medio. Entonces dirijo mi mirada y mis palabras hacia ella.

—No importa cuánto intentaste antes. Ahora es otra cosa. Mira a tu madre, está mirando hacia otro lado. Vos trata de entrarle por algún lado para que ella te pueda ver.

La *Consultante* camina hacia la *R Madre*, quien tiene su cuerpo posicionado como una marioneta abandonada. Le pregunto a la *R Madre* cómo se siente, ella dice que no puede abrazarla. Veo que su madre sufrió mucho y se lo comento.

—El hermano más chico de mamá se suicidó. Pero no habla mucho del tema —acotó la *Consultante*.

—Por más que no hable mucho del tema esta desconectada, ida, se hizo muy invulnerable al dolor.

Le pregunto entonces a la *Consultante* si está enojada con su madre y ella contesta que sí. Entonces le pido que se lo diga.

—Mirala a los ojos y decile lo que necesites y quieras decirle.

Y ella lo hace.

—Estoy enojada con vos. Estoy muy enojada porque me dejaste sola para todo y me cortaste las alas en cada oportunidad que tuviste. Siento que no te debo nada y te ayudo porque es lo que tengo que hacer, porque soy una buena persona. Te agradezco que hayas cuidado a mi hija cuando necesité, pero a mí no me cuidaste. Me dejaste muy sola —concluyó en un susurro húmedo de lágrimas viejas casi inaudible. A lo que la *R Madre* respondió:

—Me tuve que hacer así a los golpes.

Intervengo, y le pido que mirándola a los ojos le diga a su *R Madre* las siguientes palabras:

—"Gracias a vos hice todo lo que quise, aunque fuera para que me puedas ver y reconocer. Todo lo que hice lo hice por vos".

Pienso un momento y comparto mi pensamiento con el grupo:

—Tal vez si la madre no hubiera sido como era, ella no hubiera logrado todo lo que logró, entonces a veces no hay que quejarse tanto.

Ahora el *R Hermano* sale en busca de su *R Padre* y lo abraza.

Nueva formación: ahora los hermanos, codo a codo, mirando juntos y cercanos hacia adelante. Y sus padres detrás, bien cerquita a ellos dos, ahora juntos. También se encuentra su *Alma* a su lado.

Le pregunto entonces cómo se siente ahora, con su sistema así ordenado y ella sonría con evidente alivio y dice que se siente bien, el *R Padre* también dice sentirse muy bien así, la *R Madre* dice sentirse en paz y el *R Hermano* dice estar contento de verla a ella feliz.

Compartamos el aprendizaje: Nuestros hijos y las diferencias generacionales

Resolver estos sistemas sanan y hacen que uno pueda buscar otro camino, el que realmente desea.

Lamento desilusionarlos al dejar entrever con el uso de esta frase que no soy ni un millennial ni mucho menos un centennial. Soy un señor de varios años de los que no reniego, porque cada día aprendo algo nuevo. Además, les aseguro que no hay forma de no llegar a decir esa frase en algún momento de la vida. Dicho ello, acá va mi reflexión:

—"En mi época", nosotros teníamos que salir a buscar el mango porque nadie lo hacía por nosotros. Por todo lo que nos costó es que buscamos que nuestros hijos tengan todo y tratamos de darles todo. Sin querer y sin saber estamos criando una camada de chicos distintos a nosotros, que les cuesta encontrar el cómo hacer. Nosotros nos caíamos y solos nos teníamos que levantar. Los padres de antes consciente o inconscientemente estaban dispuestos a pagar los costos de soportar el dolor y el sentimiento de culpa por vernos sufrir, porque sabían que era por nuestro bien, para hacernos fuertes. Hoy nuestros hijos se caen, nos cuesta mucho soportar el costo de verlos sufrir, salimos rápidamente a apoyarlos y sostenerlos, sabiendo que quizás esto no sea lo mejor para ellos. Son distintos, son más sensibles, seguramente nos estén enseñando una nueva manera de ser, de vivir, en el que podamos equilibrar nuestras vidas entre las obligaciones y el disfrute. Son nuevas generaciones y otra evolución que en lo particular necesito un poco más de tiempo y así ganar perspectiva, ver a mis hijos con hijos y que sus vidas a través de sus frutos, me muestren la clase de madera en la que está sostenido su árbol que también es mi árbol.

Constelación: Mujer (Septenio N°7 - Edad 42 a 49), comerciante

Tema: Una vida de búsqueda y desencuentros

La consultante no se ve con nadie de su familia hace 18 años.

—Con mi hermana nos peleábamos a las piñas hasta hacernos sangrar, y mi mamá no hacía nada para impedirlo ni para separarnos. Mi mamá tuvo un aborto, estuvo muy mal, pero no recuerdo bien cuándo. Con el último me llevaba bien. Con mi hermana nos llevamos 10 años. Mis padres siempre se llevaron mal, no se daban mucha bola, vivíamos en una casa que no tenía piso— hizo una pausa marcada y continuó:

—De mis padres lo único que recuerdo son peleas y sexo. Yo recuerdo irme a dormir escuchándolos pelear y despertarme de noche porque necesitaba escuchar que estuvieran teniendo sexo y así asegurarme de que se habían reconciliado. Todos me maltrataban y me pegaban. Hasta que a los 19 me fui de casa y ese día mi padre me abandonó por completo. Siento que me traicionaron cuando quisieron sacarme mis hijos.

—La primera vez que el chico que me gustaba me besó en las mejillas mi mamá me maltrato. Yo en una época no tenía para comer, fue cuando intentaron sacarme los chicos y yo intenté suicidarme. Sentía que no pertenecía a esa familia. Tenía más afinidad con mi papá. Cuando ellos se separaron me fui a vivir con mi papá al camión.

La interrumpo y la invito a buscar su *Alma* para representarla a ella.

—¿Quién serías vos?

Luego la invité a elegir un representante para su mamá, otro para su papá y les pido que cada uno haga lo que quiera, que se muevan, que busquen su lugar.

Su *Alma* camina en redondo detrás de todos, inquieta, con cara severa. La *R Madre* se ubicó alejada, mirada hacia abajo, tomándose la cara por el mentón y luego por la frente, como quien soporta un gran peso en la cabeza.

Sumo un Representante y pregunto a su *Alma*.

—¿Cómo te sentís?

—Molesta, intranquila —responde sin parar de moverse.

Repregunto:

—¿Cómo te sentís con todos ellos?

—Como que están, pero no están. Me da igual.

Seguí preguntando a los demás cómo se sentían:

—No siento nada —expresó *R Madre*. El *R Padre* mirándome comenzó a hablar.

—Me molestaba cuando camino. Siento que no me puedo mover. Que este cuadradito de baldosa es mi lugar en el mundo, y que me puedo hundir aquí y morir en este lugar. Cuando pasa cerca de mí me da miedo mi cuadradito porque pienso que, si entra aquí, el cuadradito la va a chupar para adentro, así como estoy yo.

Nuevamente intervine e incluí una representante de su hermana.

La *Consultante* cuenta que su hermana, 10 años mayor, se dedicaba a la prostitución y que cuando sus padres la veían la golpeaban fuerte.

—Y luego mi hermana hacía lo mismo conmigo, me molía a palos, sólo porque sí, por diversión supongo.

—Vos decías que tu madre era indiferente a los golpes que recibías de tu hermana. Yo veo que tu madre no intervenía en las peleas con tu hermana porque tal vez no podía intervenir. Tal vez ese no era su real lugar.

Sumo entonces un nuevo Representante al campo, sin decir a quién o a qué representa, eso no importa aún. Lo importante es que pertenecía allí. Ya sabremos quién es a medida que avance la Constelación. Pero era alguien que yo intuí era parte de su sistema y necesita estar ahí para ella. Y en ese momento su *Alma* dejó de merodear, y se ubicó cerca del padre, pero mirando a la *R Intrusa*.

Le pregunto a la *Consultante* si siente algo distinto con la presencia del nuevo integrante:

—¿Cómo te sentís con el nuevo integrante?

—Me gusta como mira a mi alma, y me gusta que esté allí—, respondió sonriente y un poquito sonrojada.

Pregunté al nuevo integrante como se sentía y dijo que, al principio cuando la *R de Consultante*, su *Alma*, no la miraba se sentía mal, pero cuando la miró se sintió feliz.

Luego le pregunté a la *R Madre* cómo se sentía con la inclusión:

—Ahora me siento mejor, como que ahora la puedo mirar, pero allá lejos está mejor. Cerca me hace mal.

La *R Intrusa* declara no poder moverse porque necesita que el *Alma* se acerque y la abrace. Pero es el *R Padre* quien se acerca al *Alma*. Primero da un paso tímido, luego otro, pero luego se detiene dejando sus brazos cruzados sobre su estómago. Deja pasar unos largos segundos y da un paso más y termina ubicándose cerca de su *Alma* y por detrás. El *Alma* mira al nuevo integrante misterioso con intensidad y sus ojos súbitamente se llenan de lágrimas.

La *R Intrusa* la mira con dulzura y le dice:

—Recién ahora puedo verte, después de tanto buscarte" y comienza a llorar. El *Alma* se acerca de a pequeños pasos hacia la *R Intrusa*. Ese camino compuesto de tan pocos pasos se sintió eterno, como una peregrinación silenciosa de perdones, viejos dolores, involuntarias ausencias y de inconscientes, pero incansables búsquedas.

Una vez frente a frente, mirándose profundo a los ojos, se fundieron en un abrazo con un océano incontenible de lágrimas de profundo dolor.

Mientras eso ocurría, la *R Madre* fue acercándose al *R Padre*, quienes quedaron ambos mirando hacia el *Alma* de su hija ir hacia los brazos de la *R Intrusa*.

Entonces invito a la *Consultante* a tomar el lugar de su *Alma*, quien se queda a cierta distancia, y al hacerlo comienza como a desarmarse y a llorar con mucha angustia. La *R Intrusa*, también sollozando, dice no poder moverse, que necesita que vaya hacia ella. La *Consultante* me mira abatida y le digo:

—Será cuestión de que empieces a indagar.

Sus *R Padre*s caminan hacia ella, colocándose uno de cada costado, parados e inmóviles, al tiempo que la *Consultante* pierde sus fuerzas y cae de rodillas al suelo. La *R Intrusa* se agacha y comienza a acariciarle la espalda tratando de calmarla, como a una niña.

Ahí todo se ordena, mi primer hipótesis se confirma ya que eran varios los indicios que llevaban a lo mismo, decido revelar y hacer explícito el misterio sobre quién es la *R Intrusa*, entonces intervengo:

—Ella es tu verdadera madre, tu madre biológica —le digo—, y ahora su llanto se convierte en un inacabable aullido de dolor.

En ese momento la *Consultante* cae a los pies de su *R Madre Biológica* y se aferra fuertemente a ella. Ese llanto, combustionando en esa infinita angustia la desvanece, y se desploma, llevándose puesto el cuerpo entero de ambas para caer lentamente al piso enredadas en un abrazo y un llanto desgarrador.

La *R Madre Biológica* la sigue abrazando, intenta calmarla, contenerla, pero no lo logra. El llanto es ahora desgarrador.

—Siento un frío helado en todo el cuerpo y siento que pierdo la capacidad de moverme. Estoy como paralizada y helada —describe pausadamente R. Madre Biológica.

La *Consultante*, aún deshaciéndose en lágrimas y quejidos cual animal herido, se acurruca con fuerza contra ese cuerpo frío e inmóvil como queriendo meterse dentro de él, y termina acurrucada entre las piernas, y queda ubicada en posición fetal. No puede parar de llorar, con ese llanto que estruja el alma escuchar. La angustia se le escapa por cada poro de su cuerpo. Y entonces ahí lo entendí todo. Delante de todos nosotros se estaba reproduciendo el parto. El parto real, el que sí sucedió.

—Así naciste —le dije—, de tu mamá, quien murió en el parto.

—Estoy rota —y cayó en una profunda desolación donde no se encuentran ni palabras. Sólo podía llorar.

Continué:

—Tu padre te trajo de otra relación, y esa mamá que te crió no es tu madre biológica. Tu verdadera madre murió en el parto.

Pido por favor que la ayuden a incorporarse y le solicito al *Alma* que regrese al campo. Ubico a la *Consultante* con su alma al frente. Su *R Madre Biológica*, siempre buscada y soñada, estaba allí, pálida y con un frio mortífero recorriéndole el cuerpo, pero sonriente, contenedora y en absoluta calma.

Esa madre era su "ticket fuera de esa familia" a la que nunca sintió suya, ella lo sintió también. Poco a poco el llanto fue calmándose hasta volverse un suave sollozo de niña.

Intervengo, y le pido que mire a su *R Madre Biológica* y repita mis palabras, pero ella no puede mirarla. Posa su mirada en sus manos y repite entre sollozos:

—"Mamá gracias por darme la vida. Hoy te encontré, y también vengo a despedirme, para que puedas descansar en paz y yo también pueda estar en paz. Y cuando sea el tiempo, y sólo cuando sea el tiempo, nos volveremos a encontrar. Te amo. Estás en mi corazón".

Le pido nuevamente que la mire y esta vez logra hacerlo, y ese llanto doloroso se calma. Ahora busca a su *R Padre*, lo abraza y vuelve a llorar. Queda colgada de él, una vez más con las piernas tan débiles que apenas la pueden sostener. La tiene abrazada su *R Padre* hasta que ella recobra fuerza y puede sostenerse nuevamente por sí sola.

Le pido que se aparte, lo mire y le diga: "Gracias por la vida papá, y por la vida en el camión" —repite obediente, pero a lo que agrega:

—Ahora entiendo porque me dijiste que por más que sea grande iba a ser siempre tu chiquita. Gracias.

Se funden en un abrazo claramente sincero, esperado, y muy necesitado por ambos.

Ahora mira hacia la *R Madre* que la crió, pero no sale del lugar frente a su padre.

Le pido le diga: "Gracias por lo que pudiste hacer". Y le pido a la madre que responda: "hice esto por amor a tu papá y a vos".

Ya más tranquila, la *Consultante* dice entender ahora por qué no había fotos de la *R Madre* con panza del embarazo de ella ni había tampoco recuerdos de su infancia.

Los coloco a los tres progenitores en línea y a ella de frente y le pido que les diga a los tres: "Gracias, porque gracias a ustedes yo estoy viva". Y al terminar de pronunciar esas palabras se arroja a los brazos de su verdadera madre.

Le pido que continúe diciéndoles: "A partir de ahora me apoyo en ustedes tres para ser feliz".

Los reubico a todos hacia el frente, a la *Consultante* junto a su *Alma* a quien le pido que le diga: "Ya paramos de buscar, porque ya nos encontramos todos"

Le pregunto al *R Padre* cómo se siente.

—Bien. Ya no siento culpa.

Le pregunto al *R Madre* (ahora esposa del padre) cómo se siente y responde:

—Aliviada.

Le recuerdo a la *Consultante* que al principio ella había mencionado algo sobre un secreto, un secreto que se repetía.

—Este era el secreto. No era un secreto sobre tu padre, sino que era un secreto de tu padre sobre vos. Te estaba cuidando a su manera. Pero ahora lo sabes.

—Si, lo sé. Y ahora sé que de alguna manera siempre lo supe. Pero ahora me siento muy aliviada. Gracias.

Compartamos el aprendizaje: Sobre Secretos familiares

Varias veces me hicieron la pregunta ¿por qué en el caso de los secretos familiares hay veces que se revelan y otras veces no?

En una Constelación aparece la información que debe mostrarse y como el Sistema nos cuida, se revela aquello que es para fortalecernos. De ahí es que un secreto que no debe ser abierto es para nuestro beneficio y será hora de que dejemos de buscar.

En el caso de esta última constelación, eran muchos los cabos sueltos que a la *Consultante* no le cerraban, que no podía entender y que tal falta de entendimiento le provocaban angustia, dispersión y debilidad. Hoy su Sistema le dio este gran regalo, le mostró a su mamá y este secreto que su *Alma* sospechaba desde siempre, a partir de ahora la fortalece.

Constelación: Mujer (Septenio N°7 - Edad 42 a 49), docente, buscadora serial de herramientas que mejoren la calidad de vida

Tema: Me siento muy sola

—Me siento muy sola. Mi mamá tuvo cinco embarazos. Dos fueron abortos, dos nacieron, pero uno murió al día y el otro al mes. Ellos tuvieron nombres. Los abortados no. Yo pensé que lo tenía todo superado, pero ahora veo que no. La relación con mi papá siempre fue hermosa, pero mi mamá me decía siempre que mi padre no quería tener hijos y que gracias a ella estoy acá. Yo lo quería mucho y no me gustaba que me hablara mal de él. Yo le decía que bueno, que era ella la que había elegido mal, pero que no se la agarrara con él.

Sin más, la invito a elegir un Representante para ella, y elije una participante comiendo una manzana. Luego le pido que elija un representante para su papá y otro para su mamá. Mientras lo hace, se distiende haciendo bromas y suspirando. Ahora le pido que sume al campo a su hermano mayor, y con sólo mencionarlo se angustia y comienza a llorar. Finalmente sumó a los 4 hermanos.

Ubica a todos detrás de ella. Su *R Madre* se acerca, las hijas muertas deambulan. Los padres están cerca. La *R Hermana* que nació y murió está ubicada detrás del padre. No puede mirar a la *R Madre*. Le molesta.

Cuenta que su padre no estaba nunca. Trabajaba mucho, era el proveedor y los fines de semana se iba al club. Pero a la madre no le gustaba ir al Club, por lo que se quedaba siempre en la casa con ella. La madre era ama de casa y se jubiló joven por lo que se decía era una licencia coronaria pero que recientemente descubrió que era una licencia psiquiátrica.

Le pido que vaya y tome su lugar. Entra al campo y lo primero que dice es que siente que hay mucha gente. Pero en realidad lo que hay es mucha muerte. La *R Madre* mira al *R Padre*. La *R Madre* siente necesidad de pedirle perdón al *R Padre*, pero él no responde.

Pido que se muevan hacia donde quieren. El hijo no nacido se mueve rápidamente lejos hacia su otro hermano no nacido. Sus padres se toman de las manos y la miran sólo a ella. Le indico que vea que ellos la están mirando con dolor a ella y que es el foco de su atención. Ella, distante y enojada dice "no lo sentí así".

Pero es así. Los padres hacemos muchas cosas por los hijos y ellos no se dan cuenta. Entonces le pregunto:

—¿Acaso vos no haces miles de cosas por tus hijos y ellos lo único que ven es cuán absorbida estás en su trabajo?

Sus ojos celeste océano me miran, pequeñas lágrimas empiezan a brotar. Asiente con la cabeza, pero las palabras le quedan atragantadas.

Le pido que los mire y que les diga:

—"Papá y mamá, por favor, les pido que se hagan cargo de mis hermanos, porque ya no puedo más" — y solicita irse con sus hermanos.

Antes de ir hacia ellos les pido que les exprese:

—"Queridos hermanos yo los amo, pero su lugar es junto a mamá y papá. Vayan con ellos por favor"— pero ellos dicen que no pueden.

Ahora los padres y la hermana fallecida miran al hijo fallecido que está ubicado más cerca de ellos. Caminan hacia él y lo abrazan mientras el hijo rompe en llanto pues, a través de ese abrazo, se siente reconocido.

Les pido a los padres que se dirijan a los otros hijos fallecidos y no nacidos y les señalen:

—"Ustedes también son nuestros hijos. Que por miedo no pudimos tener. Hoy los vinimos a reconocer para que nunca más estén solos. Lo sentimos mucho. Fueron nuestro primero y segundo hijo".

El hijo, a la distancia se da vuelta dándoles la espalda y rompe en un llanto desgarrador.

Me dirijo a la *R Madre* y le pido que le diga:

—"Yo no pude antes, y ahora vengo a hacerme cargo".

Pregunto a la *Consultante* cómo se siente:

—Quiero dejar de sentirme culpable por ser la única que sobrevivió —declara con enorme angustia.

Le pido que repita estas palabras:

—"Ahora la familia está completa: papá, mamá"— hace una pausa para contener el llanto y recuperar la voz quebrándose con cada letra pronunciada—,"y nosotros cinco".

Su hermano mayor desde la lejanía se le acerca. Al sentirlo cerca ella se compone y sigue repitiendo:

—A cada uno le tocó un rol. A algunos de morir...— enuncia al tiempo que rompe en llanto, pero sigue—, y a mí de vivir. Al precio que me costó. —Al finalizar, agrega de sus propias palabras:

—Estoy muy feliz que él está acá a mi lado.

El segundo hijo, aún desde la lejanía, desde afuera del círculo, dice estar muy enojado con su mamá pero que el resto le es indiferentes. Dice sentirse bien ahí lejos pero angustiado. Le sugiero que estire los brazos para ver si hay abrazos. Y sí que los hay.

Una vez más le pido a la *Consultante* que repita estas palabras:

—"Acepto y respeto sus destinos, así como yo acepto el mío. Les prometo que mi felicidad va a ser su felicidad. Ahora estamos completos".

Pide permiso para abrazarlos y todos se funden en un abrazo sanador. Sentir esa compañía, esa multitud de almas, la libera y su angustia se transforma en un sollozo de bienvenida y despedida todo a la vez.

Le indico:

—Así como estás te das vuelta y ahora estás vos adelante y ellos te sostienen a vos, mirando hacia el futuro para que así puedas tener un nuevo cambio de vida. Esta puerta se abre para afuera. Te invito a que abras esa puerta y respires el aire de afuera.

Ella lo hace con un río de infinitas lágrimas que brotan de sus ojos, que caen por sus mejillas, corren por su cuello hasta perderse dentro de su ropa. Con sus últimas lágrimas parecería estar vaciando el final de la enorme soledad que la acompañó demasiados años. Al darse vuelta, su rostro irradiaba otra luz, una luz de paz y entrega, que brillaba aún más al ver como todos la miran con grandes sonrisas.

Compartamos el aprendizaje: El peso de hermanos no nacidos

Cuando una persona tiene hermanos no nacidos, la vida se hace más complicada porque si los padres por dolor no se pudieron hacer cargo, el hijo vivo por amor y lealtad, los carga durante toda la vida. Hay veces que a expensas de su propia felicidad y de sus proyectos.

La *Consultante* anterior ahora tendrá mayor alivio y seguramente la vida se le hará un poco más fácil.

Ejercicio 3: La Rueda de la Vida y La Rueda de las Relaciones

Los invito a hacer otro ejercicio. Hacemos dos círculos divididos como una torta donde cada porción corresponde a los siguientes ítems como se muestra en el primer ejemplo:

Rueda de la vida

- Amor.
- Trabajo.
- Finanzas/Economía.
- Salud/Actividad física.
- Familia.
- Desarrollo Personal.
- Diversión/ Ocio.
- Amigos.

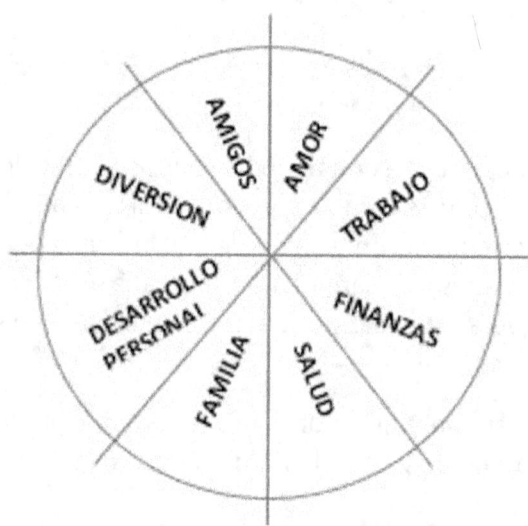

La consigna es darle una puntuación a cada área, del 0 al 10 desde el centro hacia afuera, siendo el 0 la peor relación con ese ítem significando infelicidad y/o desconexión con ese ítem y 10 siendo la óptima, significando que se está muy feliz con ese ítem. Después uno los puntos y observo que forma tiene.

Nos aporta una imagen instantánea de donde estoy parado.

Rueda de las relaciones

- Relación con mi cuerpo y mi salud.
- Relación conmigo.
- Relación con mis parejas/exparejas.
- Relación con hijos.
- Relación con hermanos.
- Relación con padres.
- Relación con el dinero, proyectos o negocios.
- Relación con mi trabajo.

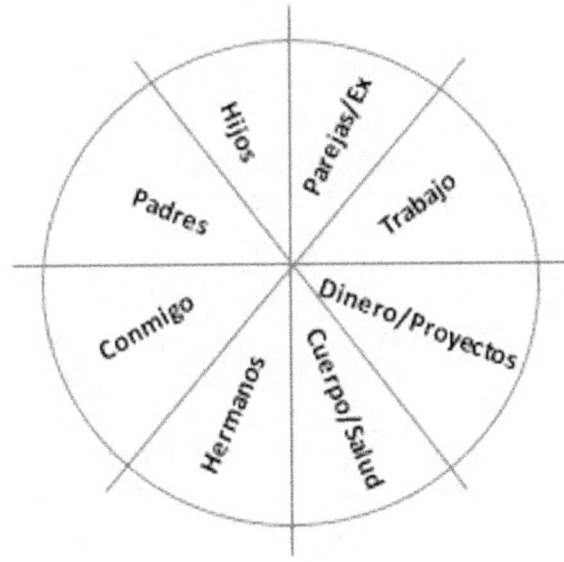

Lo mismo hacemos con esta rueda.

Este ejercicio nos brinda una fotografía de cómo nos sentimos hoy con nuestras vidas. Lo que nos da una forma gráfica de realmente poder vernos hoy y de poder soñar y planificar como querríamos estar en un tiempo predeterminado.

Les agrego unas preguntas:

- ¿Cuánto pienso vivir? ¿A qué edad creo que me voy a morir? Escriban un numero en un papel, ya, ¡ahora!
- ¿Cuántos años tengo?
- ¿Qué diferencia hay entre una y otra? Hagan la cuenta.
- Y pido que anoten el número y al lado escriban.
- ¿Qué voy a hacer en todos estos años?

Al decir en voz alta los números todos se impactan. Algunos por darse cuenta de que tienen muchos años por vivir y otros por pocos.

Pongo un promedio de 30 años y ofrezco un ejemplo de proyecto, por ejemplo, un viaje por cada año, ¿cómo lo ves? ¡A ese ritmo llegaríamos a conocer el mundo! Si cada pasaje se paga en 12 cuotas, al terminar de pagar uno se comienza a pagar el otro. Y eso nos ayuda con otro tema más, las finanzas. ¿Por qué no incluir dentro de nuestras necesidades e ingresos mínimos esa cuota del viaje? Es sólo un ejemplo, aunque podemos incluir más cosas para nuestro piso de ingresos. Pero es un plan, un proyecto, y se necesitan varios proyectos para vivir plenamente 30 años más de vida. ¿No te parece?

Esto nos lleva a preguntarnos cómo hemos vivido hasta ahora y cómo queremos seguir viviendo. Veamos una forma de encarar esto: Vivir desde el Ser o vivir desde el Tener.

Dos modelos de vida

Hacer —Tener —Ser vs. Ser—Hacer—Tener

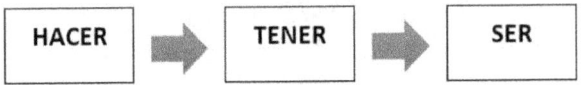

Vivimos en un modelo exitista. En el que es necesario HACER para TENER, de esta forma al TENER poder llegar a SER. Esto plantea un modelo destructivo porque Hacer para Tener me lleva automáticamente a buscar sistemas o modelos que sean solamente rentables, es decir que lo único importante es que me dé el dinero que quiero. Y si no me da ese dinero, no logro la felicidad pues no logro el Ser. Donde descartamos un sin fin de posibilidades que quizás nos gustan y en las cuales podemos brillar y ser muy felices, porque aprendí, por ejemplo, que si elijo ser artista, me voy a morir de hambre. Este modelo del Hacer para Tener y Ser, lo único que trae es desilusión y refuerza la baja autoestima y la poca valoración personal.

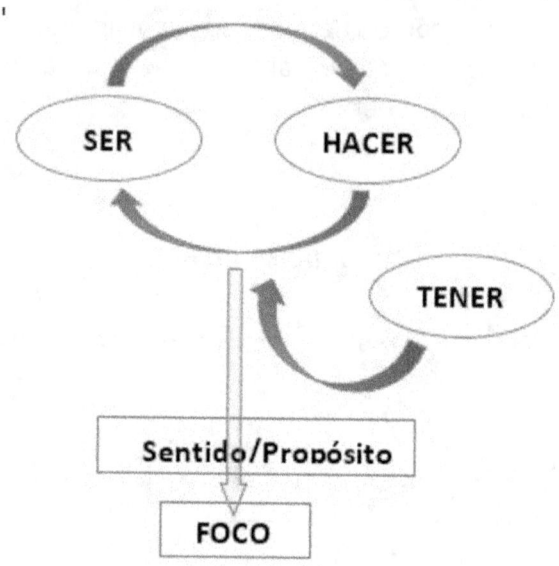

A partir de los cuarenta años, donde estamos más cerca del arpa que de la guitarra, aparecen otros pensamientos.

Mejor sería preguntarnos primero ¿qué quiero SER?, y eso puede determinar mi segunda carrera de vida, que tiene que ver con lo que me da placer, lo que yo quiero Hacer.

Yo pasé por esto mismo por lo que pasan ustedes. Yo me tuve que preguntar qué quería ser de grande. Y descubrí que quería ser Consultor, después afiné más la mira y elegí ser además Constelador. Y para lograr ese SER, tenía que HACER (estudiar y ponerme a hacer constelaciones). Este HACER constelaciones, valoriza mi SER (constelador) y todo esto se transforma en un círculo virtuoso donde el HACER refuerza y agranda mi SER. Como consecuencia se aproxima el TENER.

Desde las constelaciones organizacionales cuando realizo las configuraciones iniciales lo veo mucho; quiénes tienen el foco en el dinero y por ende lo tienen en el TENER, y quiénes tienen el foco en los clientes y las relaciones, en los productos y servicios, aquellos que están enfocados en el HACER mejor para poder SER mejores (se puede ver muy claramente en el gráfico anterior).

Con sólo mirar a la gente puedo decir si viven desde el Ser o desde el Tener. Vivir desde el Ser tiene un costo, y ese costo es juntar el valor de trascender los miedos y lograr atravesarlos. Pero también tiene un enorme beneficio, que es el de vivir apasionado, vivir con la piel erizada, los ojos brillantes, levantarse con ganas de vivir el día y disfrutarlo, listo para afrontar todos sus desafíos.

La rueda nos ayuda a ver dónde estamos en ese estar en nuestro SER. Estar en el SER demanda entrar en equilibrio. Y cuando me siento en mi centro, concentrado en mi ser, mi entorno se armoniza.

Como dije antes, eso no significa que no haya costos. Todo tiene un costo. A mí vivir desde el ser me costó mi divorcio. Pero hay que tener proyectos genuinos, desde el SER, para darle el mayor significado posible a todos los años que nos quedan por delante.

Ahora, a veces falta tiempo para cumplir un sueño. Para muchos no es fácil dejar lo que están haciendo porque es lo que les da el ingreso para vivir. Entonces ese sueño hay que empezar a llevarlo adelante antes de salir del sistema. Empezamos a hacerlo como hobby hasta que llegamos a lograr un ingreso similar al que se tiene en el trabajo y ahí se puede soltar. Obvio que es trabajoso. Es tener dos trabajos. El truco es utilizar una lente mental BIFOCAL, con una podemos ver de cerca y es la que utilizamos con nuestro trabajo actual, el que proporciona mi ingreso principal. La lente que nos permite ver de lejos a largo plazo es la que debemos utilizar para construir nuestro proyecto / empresa / sueño / futuro, pero viéndolo como posible y presente, en la que le debemos poner el alma!

A nuestro sueño es al que le tenemos que poner el alma y el cuerpo al 100% hasta llegar a ese nivel de formación, conocimiento, reconocimiento e ingresos hasta que nos permita soltar lo anterior. Eso nos puede llevar entre uno y diez años.

También aprendí que cuando uno no tiene un plan, forma parte del plan de otros. En cambio, cuando uno tiene un plan tiene poder y posibilidades de elegir y negociar entre distintas opciones.

Pero si arrancamos a los 35, 45, o 50, cuando te quieras acordar ya estás con el proyecto que deseaste. Lo que nos cuesta entender es que el tiempo pasa y el retiro a todos nos alcanza, de una forma u otra. Para cuando llegue ese momento es mejor estar preparados con un plan B que se puede transformar en el gran plan A.

En pocas palabras los invito a ser ustedes los protagonistas de su historia y a tomar las riendas de su propia vida. El objetivo es no sentirse atrapado. No se puede pensar con claridad cuando uno siente que le falta el aire. Tampoco se puede estar muy pendiente del país y las noticias porque nos mantienen con la mirada muy a corto plazo y ese bombardeo de temores no nos deja proyectarnos a largo plazo.

Propongo que ahora hagamos un ejercicio que tiene que ver con planificación y metas y les sugiero que lo realicen y actualicen todos los años.

Mis Metas y Objetivos

Hace varios años aprendí, cuando trabajaba en el mundo corporativo, que, así como las empresas definen sus objetivos y metas a corto, mediano y largo plazo. Se podría transpolar ese conocimiento al mundo personal, y así transformar esos deseos personales en metas y objetivos claros, para alcanzarlos más fácilmente. Ya que, si uno tiene más en claro las cosas, nos transformamos en un polo de atracción de lo que deseamos.

Podemos trabajarlo de dos formas, la primera sería que elijas y agrupes algunas, de las diferentes áreas de interés que aparecen en la Rueda de la Vida y la Rueda de las Relaciones. Otra manera es que hagas este ejercicio tomando los ejemplos que sugiero a continuación.

Lo primero que haremos será hacer un breve análisis de tu situación actual, una fotografía del hoy para tus diferentes ámbitos.

Luego trabajaremos para cada área, sobre lo que te propones y deseas cumplir para el próximo año. Una vez que te familiarices con este esquema podrás definir horizontes a corto, mediano y largo plazo (esto mejor hazlo para el siguiente año).

Lo importante es comenzar a escribir nuestros deseos. Si son alcanzables, creíbles y con fecha de término, tomarán forma y se transformarán en metas. Para este caso el tiempo sería un año, en mi caso personal lo escribo en diciembre, evaluando el alcance, redefiniendo lo que no deseo, lo que sí me interesa sostener, y la planificación para el próximo año.

Análisis retrospectivo año anterior

Es la fotografía de cómo estoy, es el análisis de mi situación actual y al verla, me permitirá decidir qué cosas ahora deseo seguir haciendo, que cosas ya no me interesa sostener, y lo que planificaré para el próximo año.

En el aspecto Personal y/o Espiritual

¿Qué cosas hice o logré?

¿Qué me hubiera gustado lograr y esta vez lograré?

En el aspecto Profesional y/o Social familiar

¿Qué cosas hice o logré?

¿Qué me hubiera gustado lograr y esta vez lograré?

En el aspecto de nuestra/s Actividades (Trabajos y Negocios)

¿Qué cosas hice o logré?

¿Qué me hubiera gustado lograr y esta vez lograré?

En el aspecto Económico y Financiero (ahorro y Bienes)

¿Qué cosas hice o logré?

¿Qué me hubiera gustado lograr y esta vez lograré?

Antes de pasar a escribir nuestras metas y objetivos necesito aclararles algo muy importante. Cada etapa de cada objetivo debe ser escrito en tiempo presente dándolo por hecho para luego poder escribir, también en tiempo presente, el próximo paso. Debe escribirse con la mayor cantidad de detalle posible.

Escribir con especificidad, con detalles, con precisión, bien concreto, nos permite hacer estrategias, por ejemplo, hacer una planilla mensual de gastos y así saber anticipadamente lo que necesitaré invertir. Lo mismo con los otros recursos como el tiempo, y así voy planificando/proyectando mis sueños.

Mis Metas y Objetivos para el 20..... (año) porque lo Deseo y Merezco

Ahora cierra los ojos y piensa en el próximo año. Toma tu tiempo para Sentir y Creer que te espera un año maravilloso. Este año te recibirá con todas las cosas buenas que realmente deseas y mereces. ¿Crees que sos una buena persona? ¿Crees que mereces que te vaya bien en la vida? Entonces ten FE, que así se dará. ¡Ahora escribe tus metas, el cómo y el qué harás para lograrlas y confía! Nuestra mente necesita de claridad y orden para la concreción de nuestros deseos. Escribe y confía.

En el aspecto Personal y/o Espiritual

¿Qué cosas lograré en este año porque deseo y merezco?

¿Cómo lo voy a Lograr? ¿Qué haré para Lograrlo?

En el aspecto Profesional y/o Social familiar

¿Qué cosas lograré en este año porque deseo y merezco?

¿Cómo lo voy a Lograr?   ¿Qué haré para Lograrlo?

En el aspecto de nuestra/s Actividades (Trabajos y Negocios)

¿Qué cosas lograré en este año porque deseo y merezco?

¿Cómo lo voy a Lograr? ¿Qué haré para Lograrlo?

En el aspecto Económico y Financiero (ahorro y Bienes)

¿Qué cosas lograré en este año porque deseo y merezco?

¿Cómo lo voy a Lograr? ¿Qué haré para Lograrlo?

Día dos por la tarde

Luego de un delicioso almuerzo y rato de siesta al sol, volvimos al trabajo. La energía corría alta al igual que las emociones.

La última *Consultante* que consteló, pidió la palabra y nos cuenta que está con su período, pero que luego de su constelación notó que el color de la sangre cambió y empezó a tener dolores muy fuertes como de parto. Y la sensación que tuvo fue que parió un hijo. No me llama la atención ya que no mucha gente tiene la posibilidad de revivir su propio parto. Así que esto parece ser una vivencia en réplica de su cuerpo de lo vivido en la constelación. Mi reflexión es que esto para ella recién empieza. Tal vez llegó la hora de ir a ver a su padre y buscar esa reconciliación. Los sistemas cuando se constelan empiezan a compensarse de una manera que es difícil lograr entenderlo porque operan en forma y espacios muy vastos.

¿Dónde miramos? ¿Tenemos en claro cuál es nuestro lugar dentro de la familia?

Uno cree que está mirando hacia donde dice que está mirando y luego se pregunta por qué no le salen las cosas. ¿Estamos mirando realmente donde creemos que estamos mirando? ¿Tenemos en claro cuál es nuestro lugar dentro de nuestra familia?

Creemos que como hijos estamos ubicados debajo o delante de nuestros padres, pero ¿estás seguro de que sea así? Veo a diario en cada imagen inicial de una constelación, que las personas creen saber cuál es su lugar, pero inconscientemente, de manera inocente, por amor y lealtad nuestra alma ocupa un lugar que no es el nuestro, una parte muy importante de personas sostienen a sus propios padres desde un lugar de Custodios. Y el Custodio está al servicio y no tiene permiso para vivir su propia vida, lo hace a través de quien custodia.

En el gráfico podés visualizarte en el círculo del centro (VOS), encima ubiqué 4 flechas unidas que indican la posibilidad de donde podés mirar. Podemos estar mirando a un solo lugar o a varios. Cuanto más dispersa es nuestra mirada, más difícil será concentrarnos en nuestro futuro, en nuestros hijos, en nuestros proyectos. Es por eso que es tan importante liberarnos de cargas y que resolvamos asuntos no resueltos con nuestros padres, hermanos, parejas y exparejas.

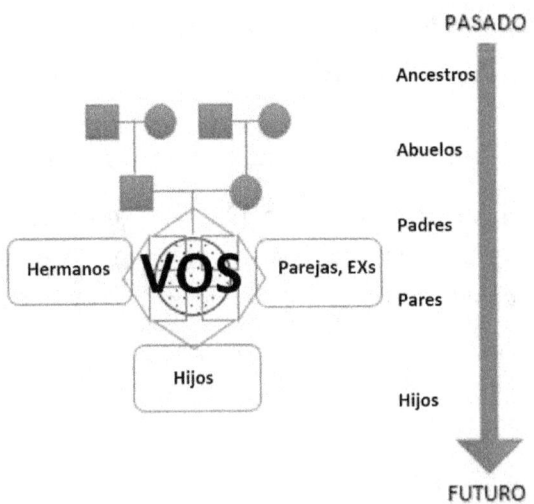

Si estoy pensando en una expareja entonces lo tengo en el futuro, en lugar de tenerlo en el pasado. Entonces si mi futuro está ocupado por mi ex, no hay espacio ni energía para una nueva pareja. Lo mismo con los padres, están en el pasado, los hermanos y las parejas están en el presente. En el futuro están los hijos, los proyectos y si hubiese, nuevas parejas.

Esto sirve sólo para ordenar dónde estoy mirando, y por ende donde está puesta nuestra energía y si tenemos o no disponibilidad para lo que decimos que queremos.

Constelación: Mujer (Septenio N°10 - Edad 63 a 70), Terapias alternativas y holística

Tema: Encontrar una buena pareja

Su lista de temas para constelar es infinita. Entonces, para lograr la mayor eficiencia y eficacia en la constelación le pregunto:

—¿Dónde sentís que te duele la vida?

Rotunda respuesta:

—La Pareja.

Le pido que lea su tarea de descripción de su príncipe azul. Y la lista de especificidades era tan larga como la de los temas a constelar.

—¿Cuántos hombres importantes hubo en tu vida?

—Uno solo.

—¿Cuál?

—Un señor del que me enamore profundamente luego de mi marido. Pero terminamos.

—¿Por él?

—No, por mí. Siempre he terminado yo. Nunca me dejaron —dice orgullosa.

—¿Con tu marido cuántos años estuviste?

—Diez.

Ahora empiezo a profundizar en sus relaciones primarias.

—¿Cómo fue la relación con tus padres?

—No recuerdo haber tenido problemas hasta que me casé, ahí mi madre me hizo sentir que hice daño a toda mi familia porque me casé a los 17 embarazada y él era un vividor. Yo caí, lo quería, pero fue un gran sufrimiento para mi mamá. Mi padre fue el único que me dijo que si no quería casarme le tendría que haber dicho. Pero para mi madre tenía que casarme o casarme. Y bueno. Acá estamos —explica con resignación.

Le pido que elija los representantes: el de ella, los de sus hijos, el de su mamá y a su papá, y luego les pido que se ubiquen donde quieran.

—¿Tuviste alguna pérdida de un hijo?

—Si, mi marido me obligó a hacerme un aborto. Bueno, tuve dos.

—¿Quiénes representaría a esos dos chicos que no vivieron? —los elije y entran al campo.

El *R Marido* se mueve con los puños apretados, caminando enojado en pequeños círculos.

Su Representante, al que nosotros llamamos *Alma*, siente una atadura en las piernas que la une y por eso se arrodilla. Siente dolor en la parte genital y ella dice que su marido también la violó además de haber sido violada en la infancia.

Con el *R Marido* no puede relacionarse porque siente un fuego y un rechazo que no la dejan voltearse a mirarlo. Le pido a su *Alma* que se dé vuelta y le diga NO. Su *Alma* no puede.

Le pido que le diga: "Yo te amé", pero ella pide decir otra cosa entonces la invito a decir lo que quiere.

—Yo tenía una ilusión y vos me la destruiste —intervengo y le pido que cambie la palabra "destruiste" por "mataste".

Ella dice "Me la mataste".

Después de esas palabras el *Alma* toma fuerza, deja de estar de rodillas y se incorpora haciéndole frente. Y está perfecto porque para mirar a los otros hay que estar a la altura.

—Necesito mirarlos a los dos —me pide, refiriéndose a sus padres. Intervengo y le pido que diga:

—"Papá corrí detrás de una ilusión"—ella agrega.

—Y me equivoqué. —Explica que siente que el padre no estaba para ella, tampoco su madre. Intervengo:

—No podían —a lo que la *Consultante* constata que sí, que no podían porque eran del campo.

—Me la jugué sola, vos no tuviste nada que ver. Igual me hubiera gustado que estés.

Intervengo:

—Ahora podés, acércate.

Ella se acerca, pero no lo mira. Él le pone una mano sobre el hombro, ella se queda inmóvil unos segundos y apoya su mano sobre la de él.

Miro el campo. La *R Madre* se encuentra con los puños apretados hasta cortar la circulación. Le pregunto cómo se siente.

—Siento que soy de piedra y no puedo decir nada.

Intervengo:

—¿La podés mirar? La madre gira la cabeza y la mirada está llena de bronca. Intervengo:

—¿Qué sentís?

—Siento que quiero que me pegue un buen sopapo. Me siento ahogada en bronca.

Dirijo mi mirada a la *Consultante*, que está inquieta, y le pregunto:

—¿Tus padres tenían una relación violenta?

—No recuerdo.

Acá aparece un concepto importante llamado Doble Transferencia. Este se da cuando una madre maltrata al padre, la hija, por amor al padre sale a buscar a un hombre que la maltrate como si fuera una especie de ofrenda hacia el padre.

—Vos pusiste tu cuerpo para defender a tu padre, y cargaste con los golpes para defenderlo a él.

Le pido que los mire y les diga estas palabras:

—Mamá y papá, los temas de ustedes son de ustedes. Y yo no tengo nada que ver. Por amor a papá me puse en el medio. Y los temas de pareja los resuelve la pareja. A partir de ahora paso a ocupar mi lugar de hija.

Le pido que se ubique más cerca de sus padres, frente a su madre. Ella quiere que su *R Madre* le vaya a hablar, no lo hace, pero cambio su postura. Ya no está con esa postura arrogante, está desarmada. Es el *Alma* quien se acerca a la *R Madre*, se arrodilla frente a ella. Finalmente, la madre se doblega y la abraza y ambas se unen en un llanto de viejos rencores deshaciéndose.

Ahora les pido que se incorporen y a el *Alma* que les diga:

—"Gracias mamá y papá. Me esperan más de dieciséis años de vida que quiero disfrutar"

El *R Marido* se quiere retirar, pero le pido que lo detenga y le diga:

—"Gracias por los hijos que me diste, por hacerme mamá. Desde ahora te libero y me libero para que podamos ser felices".

Le pregunto a su *Alma*:

—¿Cómo te sentís?

—Bien, aunque tengo un poco de ganas de llorar.

Y llora. Llora ausencias, desilusiones, soledades, miedos, y abandonos.

Mientras esto ocurre, hago aparecer un nuevo representante, el Amor que la espera. Intervengo:

—Se acabaron los golpes, y el sufrimiento. —Y la invito a unirse a él en un abrazo—. "¡Andá! ¡Metete! ¡Ese es el amor que te está esperando! ¡¡Manoteá algo!!"

Secándose las lágrimas comienza a reír, y nos aliviamos con unas buenas carcajadas que buena falta nos hacían. Y mientras ella, entre risas y lágrimas se asienta internamente agrego:

—Una cosa más, largá el amante. No va a aparecer nada mientras sigas en esa situación.

Compartamos el aprendizaje: No hay edad para enamorarse

Muchas veces llegan a mi consulta personas que desean encontrar un buen amor y en todos los casos observo que su mirada está orientada hacia otro lado, cómo lo presenciamos en la Constelación anterior. Cuando la mirada se dirige hacia otro lado, la persona no está disponible y lo único que atrae son relaciones no disponibles.

La Constelación permite liberarte y lograr que se genere el espacio que yo llamo de "disponibilidad para el amor". Solo cuando estas disponible estarás en condiciones de atraer un amor que también se encuentre en la misma circunstancia y que estará esperando para encontrarte.

No hay edad para enamorarse y no debemos perder las esperanzas de hacerlo. Hemos nacido para estar en manada, en grupo, o simplemente estar de a dos.

Constelación: Mujer (Septenio N°8 - Edad 49 a 56), profesional independiente

Tema: Siento que no puedo avanzar en la vida

—Me siento desequilibrada en todos los sentidos y no puedo avanzar en mi vida en ningún aspecto. Pensaba constelar el tema del maltrato de mi hermana que ya comenté y donde mi mamá era mi refugio. Mi mamá murió muy joven.

Mi papá hablaba húngaro, yo era chiquita, pero no recuerdo que me hablara nunca. Se fue cuando yo tenía 4 años. Luego mi mamá se casó tres veces, y su tercer marido se quedó hasta su muerte, fue quien me crió. Me dijeron que mi papá biológico había muerto. Cuando murió mi mamá y me tuve que hacer cargo de la sucesión encontré el acta de defunción. A mis 6 meses mi mamá tuvo un ACV y estuvo internada 6 meses. Mi hermana y yo quedamos al cuidado de una amiga de mamá. Luego se recuperó, pero quedó hemipléjica. A mi hermana le tengo miedo. Le tengo miedo desde chicas y le tengo miedo aún hoy. No la veo casi nunca, solo para trámites familiares de sucesión. A ella le regalaron el terreno donde se hizo su casa y yo le regalé todos los muebles de mi casa. Pero ella, cuando murió mamá me obligó a dividir todo en partes iguales. Creo que mi mamá sentía culpa por el tema de mi hermana. Cuando yo quería viajar o aparecía la posibilidad de irme a vivir a otro país mi mamá se ponía feliz por mí. Pero a mi ex no le gusta viajar, así que nunca viajé. Y ahora tengo mucha necesidad de viajar.

—Siento que estás enojada porque a ella le dieron más cosas que a vos.

—No, yo estoy enojada porque ella es una ingrata. No toleraba a mi mamá. Yo le dije a mi hermana que se reconcilie con mamá cuando estaba ya muy mal porque podía morir y luego se iba a arrepentir y lo hizo. Pero nosotras no logramos reconciliarnos nunca.

Le pido que elija los Representantes de ella, de su mamá, y de su papá biológico, el primer marido de su mamá, el tercer marido que las crió, y de su hermana.

Todos se ubican, y luego le pregunto cómo se siente.

—Siento muchísimo calor. No quiero estar acá, me siento sofocada. Me dio escalofríos cuando pasó mi hermana, y el padre le dio ganas de vomitar.

Ahora elegí un Representante de su exmarido y le pedí que se ubique solo, luego a su hijo menor y que se ubique solo y a su hijo mayor y también le pedí que se ubique solo. Observo e intervengo:

—Mirá como tu madre se apoya en vos.

Sentada frente a todos los Representantes de su vida las lágrimas empiezan a fluir. Su *Alma* se mueve inquieta. Traigo dos almohadones, los tiro delante del representante.

—Dale, descárgate.

Su alma me mira con bronca y me dice:

—Siento que los quiero patear—, a lo que le respondo:

—Hacelo entonces. (los patea).

—Siento que no puedo más, que estoy por perderlo todo. Quiero ir allá, con papá.

—Andá entonces, abrázalo, porque él es un excluido.

Se abrazan llorando y su padre le declara:

—Te amo.

—Interesante, lo puede escuchar en castellano.

Intervengo nuevamente y le pido a la *Consultante* que vaya a abrazar a su *R Padre* y a ella misma, su *Alma*. Se abrazan los tres, luego la *R Madre* se hace a un lado quedando la *Consultante* y su *R Padre* abrazados. Su *R Padre*, con lágrimas corriendo rio abajo como en una cascada, le susurra palabras de aliento, aprobación y amor. Ella le agradece tomada fuertemente de sus manos.

Ahora el R *Padre Biológico* se acerca al *R Padre que la crió*, el tercer y definitivo marido de su madre, lo abraza y le regala una palabra mágica:

—Gracias.

Su *Alma* habla y afirma que ella no siente la culpa de nada.

Intervengo, y le pido a su *Alma* que diga:

—"Yo soy yo y brillo por mi propia luz"

Ahora es la *R Hermana* quien pide la palabra y llorando dice que es su hermana la que tiene suerte porque alguien le dijo que la ama y a ella nadie se lo dijo nunca.

El padre biológico estira la mano buscando a su pareja de tantos años y la lleva pegadita a lado.

Ahora le pido a su *Alma* que se dirija hacia su hermana mayor y que le diga:

—"Te acepto como mi hermana mayor, pero ya no acepto más maltratos"

El R *Hijo Menor* se acerca. El R *Hijo Mayor* dice que no puede dejar de mirarla como con fascinación.

Cerramos la Constelación con la hermana.

—¿Y tu ex?

—Me dan ganas de decirle "¡dale tonto, vení!"

—Entonces decíselo.

Le pregunto a la *Consultante*:

—¿Qué le dirías?

—Que fue un gran compañero de vida, pero que ya no lo amo.

Intervengo, y le pido que le diga estas palabras;

—"Gracias por todos estos años, por el amor que hubo entre nosotros, por haberme hecho mamá y por nuestros hermosos hijos. Fue una pena que esto no pudiera continuar, pero así es la vida. A partir de ahora, te libero y me libero con amor para que podamos ser felices. Siempre seguiremos siendo los padres de nuestros hijos".

Le pido que respire, se estire y le pregunto cómo se siente.

—Con otra voz, con otra fortaleza, bien, tranquila.

Pero su R *Hijo Mayor*, desde el fondo decía sentirse desorientado. Intervine y le pedí a la *Consultante* que se le acerque con amor, lo mire a los ojos y que con profundo respeto le diga estas palabras:

—"Ya no siento más amor por tu papá. Y por mi propia dignidad y por su propia dignidad, decidí separarnos. Eso lo tenés que entender para tu propia vida; que, si no te quieren, no te quieren. Y si te quieren, te quieren".

El R *Hijo Mayor* dice que no lo enoja la separación, sino que mientras todos se acomodan él no sabe dónde tiene que estar.

Intervengo y le digo a la *Consultante* que lo ubique delante de ellos. Entonces en la nueva formación quedan: El R *Hijo Mayor* y R *Hijo Menor* están delante de sus padres.

Y le pedí que le diga al R *Hijo Mayor*:

—"Este es tu lugar, adelante, no al costado, no sos un par, sos un hijo".

También le digo que eso de la dignidad tiene que explicárselo a su Hijo Mayor, por su tema de su novia. Porque él está con alguien que no lo quiere.

Vuelvo la vista hacia la formación y le explico:

—Tu padre aparece ahora en tus pensamientos porque el padre es la salida al mundo. Cuando fuiste a buscar tu padre todo ese meollo de gente se abrió, se despejó un poco.

Finalmente, la *R Madre* nos manifestó que cuando apareció el primer marido, que había muerto, se sintió muy mal. Pero por suerte apareció el R *tercer Marido* quien, cuando la tomó de la mano y la apretó contra él, sintió amor, paz, que volaba. Ese fue el hombre que crió a sus hijas. Y resultó que fue también el gran amor de su vida.

Compartamos el aprendizaje: Toda mujer tiene 2 pariciones por cada hijo

Todas las mujeres tienen dos pariciones por cada hijo. La primera es cuando su hijo nace y la otra cuando le da permiso al hijo para que vaya con su padre. Es habilitar a su hijo para que deje de ser niño y se convierta en hombre, que sólo lo puede ser si va hacia su padre. Si esto no ocurre, el hijo varón se queda junto a su madre, privándose de la fuerza ancestral masculina que sólo se encuentra detrás de su padre. Lo más sano para el hijo es que su madre, con todo su amor, se haga a un costado y permita que su hijo se vincule con el padre para transformarse en hombre.

Constelación: Mujer (Septenio N°11 - Edad 70 a 77) jubilada y abuela feliz

Tema: Salud (descomposturas)

—Bueno. Contame.

—No sé por dónde empezar. Por el principio dicen. Cuando vi una de las constelación anteriores me di cuenta de que nunca hice una constelación con mi familia. Por ejemplo, las cosas que le pasan a mi hijo no se pueden creer.

—¿Cómo qué?

—Estaba en pareja con una chica que tenía una hija que él cuidaba y al final ella lo dejó. Y ellos tuvieron juntos un varón. Yo le decía que la ayude porque cuando uno tiene hijos, el hombre tiene que ayudar a la mujer. Pero resulta que si el no limpiaba ella no limpiaba, si el no cocinaba, ella no cocinaba. Y un día lo echó de tal forma que se apareció en casa con sus cosas en bolsas de basura. Y mi marido nunca trabajó.

—¿Qué más te llamo la atención de esa Constelación que mencionaste?

—Me di cuenta de que puedo ayudar a mi hijo. Mi hija está bien, ella se arregla.

—¿Qué edades tienen tus hijos?

—Son grandes.

—¿Cómo era la relación con su padre?

—El padre siempre lo humilló.

—¿Tu hijo que hace?

—Él es policía. Pero no lo llaman de otros lados. Está buscando otras cosas, pero no encuentra nada. Se vino a vivir conmigo. No me molesta porque yo tengo una casa grande.

—Está bien, pero estamos tratando de solucionar su problema y de eso se tiene que ocupar él —le recuerdo. Entonces continúo indagando.

—A ver, vamos a ver cómo podemos hacer para que en tu constelación pueda verse beneficiado también tu hijo.

—Si, mi hija es más independiente.

—Si las mujeres son así. No nos necesitan. Salvo para hacer asados —agrego risueñamente y a lo que todas las mujeres respondieron al unísono:

—¡¡ALGUNOS!!, —inevitablemente hay una risa general.

Empezamos entonces la constelación. Sin olvidarme del motivo principal de consulta que fue su salud, sus descomposturas e idas al baño constantes y permanentes, que nos había mencionado el primer día. Le pido que elija un representante para su *Alma*, la R de su madre y el de su padre.

—¿Cómo te sentís con ellos?

—Bien, qué se yo, cuando estaba mi papá no se podía contestar, ni decir nada. ¿Cómo me podía llevar? Para mí mi mamá era todo.

A la *R Madre* se la ve perdida, anda como sin rumbo y abatida. El *R Padre* está parado erguido y duro.

Su *Alma* los enfrenta, pero con amor y dice que estar ahí así con ellos la hace sentirse bien.

Sumamos al *R Marido*, quien tampoco encuentra su lugar. Su *Alma* está fascinada con ese padre, el resto no le llama la atención ni la conmueve. Aparece ahora el *R Hijo*. Cuando llega el hijo, los caminantes se detienen, y él se ubica entre ella y el *R Marido*.

Agrego otro Representante que no identifico, pero al que le pido que entre y se acomode donde quiera. Su *Alma* sigue fascinada con su padre y todos están orientados a él.

Observando atentamente su Constelación, la *Consultante* comenta:

—Él era rudo, yo no estaba fascinada por él.

La había estado observando. Mantuvo su sonrisa por un largo rato al tiempo que se movía inquieta, pero su rostro fue perdiendo poco a poco la sonrisa hasta desaparecer. Su rostro era ahora tenso y atento, y su cuerpo ahora permanecía quieto, expectante.

Ingreso un nuevo Representante oculto quien se ubica entre su *Alma* y su *R Padre,* pero sin dejar de mirarla a ella, a su *Alma*. Pero ahora su *Alma* pierde su fascinación por el *R Padre* y su atención y curiosidad se mueven intensamente hacia este nuevo Representante, quién funcionó de filtro de la tensión y alivió tanto al R *Hijo* como a su *Alma*.

El *R Padre* dice sentir curiosidad.

Ante las miradas inquietas de todos, develo la identidad del nuevo Representante. Es el *R del Miedo*.

—El primer Representante oculto que introduje era la descompostura —le confieso y sentí cómo su mirada atenta y profunda devoraba la información. Entonces proseguí:

—Antes de empezar tu Constelación tuviste que ir al baño. Mirá el campo y observemos juntos cómo se desarrolla ahora tu Constelación. El problema de ir al baño continuamente está en el medio de todos. El miedo ahora te fue a buscar y te abrazó, te está llevando al origen de tus miedos. No te lleva con violencia, te lleva lento, con respeto. A enfrentarlo cara a cara.

Le pido a su *Alma* que mire a su *R Padre* y le diga:

—"Papá hoy vengo a verte, acompañada por mis miedos".

Pregunto al padre cómo se sienten con esas palabras y dice que no siente nada, sólo algo pesado atrás. El *R Miedo* ahora se mueva detrás del *R Padre* y lo sostiene.

El padre sentía miedo por cosas que hizo. Como un perro malo. Y la gente lo sabía. Por amor cargaste con cosas de él. Le pido al *R Padre* que la mire y le diga:

—"Querida hija, gracias por el gran sacrificio que venís haciendo por mí al cargar mis miedos que no son los tuyos. Yo me hago cargo de ellos y te libero de toda carga". Su *Alma* aclama sentirse fuerte, bien, pero su voz está ahogada.

—La descompostura se retiró, porque se lleva los miedos y las cargas que no son tuyas. Su *Alma* no siente ganas de abrazar a su *R Padre*, dice estar bien así. Le pido que sólo le diga: "Papá te pido por favor que te hagas cargo y a partir de este momento te entrego mis descomposturas y retorcijones. Gracias".

Le pido a su *Alma* que se retire para atrás para que el problema de ir al baño vuelva a entrar y se lleve al padre. Así lo que tu padre se mandó se la lleve con él. Él dice sentirse aliviado porque es como si se hubiera sacado un peso de encima.

Su *Alma* pide moverse del lugar y se coloca delante de la *R Madre*, le toma con dulzura los brazos y se rodea con ellos, apoyándose en su pecho. El *R Marido* está alejado, pero finalmente se acerca a su *Alma*. Ella lo mira con esa firmeza dulce que la caracteriza y le dirige estas palabras:

—Te aguanté hasta el final ya que sos el padre de mis hijos.

Le pregunto cómo está el hijo, y ella responde que lo ve bien.

—Ahora decile a él: "Querido hijo, tu lugar es delante nuestro".

Pregunto cómo se siente el hijo, y él responde "Genial".

Hago una pausa mientras la observo y me dirijo a la *Consultante*, que se muestra reacia, no reaccionando, y le pregunto:

—¿Cómo estas vos?

—Bien. Pero no pusiste a mi hija.

—Como ella se arreglaba sola no la puse, pero ahora la podemos poner así completamos el sistema.

Y entonces aparece la *R Hija*. Ahora me dirijo al *R Hermano* y le pido se posicione frente a su *R Hermana* y le diga: "Hermana yo soy el mayor, y vos sos la menor. Ese es mi lugar y este es el tuyo" Luego los invito a cambiar de lugar, Pero a la *Consultante* no le gusta. Y al *R Hijo* tampoco. Se siente incómodo. Y está bien. Los cambios producen incomodidad.

Pregunto nuevamente a la *Consultante*:

—¿Cómo te sentís ahora?

—Hace tiempo debía haber pasado esto — responde con la voz quebrándosele.

Nuevamente me dirijo hacia la *Consultante*, que ahora está claramente movilizada, y le pido:

—Anda a darle un abrazo a tu mamá.

La *Consultante* se pone de pie, camina rápido hacia ella y se derrumba sobre ella en un llanto fuerte y sin vergüenza. Con la voz rota aclama:

—¡Mamá, me haces tanta falta!, estoy perdida sin vos.

Intervengo, le pido que se pare frente a su *R Madre*, se empodere con su amor y mirándola a los ojos le diga:

—"Hoy mamá vengo a despedirte para que puedas descansar en paz y para que yo tenga paz. Y cuando sea el tiempo, y sólo cuando sea el tiempo, nos volveremos a encontrar. Te amo".

Nuevamente cae en los brazos de su madre. Finalmente le pido que les diga a ambos padres:

—"A partir de ahora me apoyo en vos mamá, como lo hice siempre, y en papá para poder ser feliz"

A la *Consultante* se le ubica a su lado el *Alma* empoderándola y le dice "y con vos nos vamos de viaje, porque las descomposturas se las dejé a papá".

Compartamos aprendizaje: Puntos de encuentro entre dos sistemas (el propio organismo y los hijos)

Lo que habrán observado en esta constelación, es que durante la entrevista dejé hablar a la *Consultante* de varias cosas. Yo tenía en claro que la salud, sus descomposturas y sus inconvenientes urgentes de ir al baño, eran la problemática para constelar, pero también sentí la preocupación que la *Consultante* tenía por su hijo. El permitir que se explaye tuvo como intención encontrar algún punto de encuentro entre el problema de salud y sus hijos, así trabajamos con ellos para liberarlos también.

En este caso vemos como un problema de salud de la *Consultante* que venía como consecuencia de hacerse cargo de los miedos que estaban presentes en el sistema al estar activa la dinámica víctima/perpetrador, esto significa que alguien del pasado fue víctima o perpetrador y que lo que no se resuelve pasa a la siguiente generación trasladando la problemática. En este caso la *Consultante* la traía de su padre ocupando ella el rol de víctima y también su propio hijo. Ahora será cuestión de observar en el tiempo como el hijo de la *Consultante* es contratado para efectuar otro trabajo que no sea de policía y que las descomposturas se retiren para siempre.

Constelación: Mujer (Septenio N°6 - Edad 35 a 42), artesana

Tema: Deseo de ser feliz y tener un buen amor que la valore

Recordamos juntos las dos veces que la vi.

—Una que estabas en un sillón sentada allá al fondo, que casi no se te veía. Y luego la segunda vez estabas divina con un trajecito precioso que ni te reconocí. ¿Dónde estás ahora en ese espectro?

—Allá, pero me quieren ver acá.

—Pará, pará, pará. No importa lo que los demás quieran. Se trata de lo que vos querés.

—Sí. Tenes razón. Mi problema es el tema de mis hijos. Vos dijiste que los hijos tienen que estar y necesitan de su papá. Y yo tengo problemas con los padres de mis dos hijos. Y como sabes, voy a ser abuela. Mi hija está embarazada, y le tiene miedo al padre, pero se lo dijo. Mi hijo más chico es el que más sufre porque está en medio de su padre y yo. Y mi otro hijo está con su papá. En definitiva, quiero que los padres se hagan cargo de sus hijos varones. Mis mujeres son como yo, no las van a joder. Y los varones no son así.

—¿Y qué vas a hacer?

—Soltarlos.

—Eso está muy bien. Y los padres, ¿se hacen cargo?

—No.

—¿Entonces cómo vas a hacer? Vamos a ordenarnos. Dos hijos por padre.

—Si, pero mi última pareja amenazaba que si lo dejaba se suicidaba. Y no lo pude dejar en ese momento porque mi padre se suicidó. Y yo no quería que mis hijos pasen por lo que yo pase.

—¿Y? ¿se suicidó?

—No.

—¿Viste? Nadie se suicida por amor.

—Pero no me pasa plata si no le doy indicios de volver con él.

—Eso tenés que resolverlo por abogado. La plata le corresponde. Eso lo resolvés así. No hay magia, ni atajos. Es así. Ahora. Vamos a ver como estás vos. Constelemos.

Aparecen en el campo su *Alma*, el *R Padre* y la *R Madre*. Le pedí que los ubique ella como sintiera. Se ubico ella al medio. *R Madre* detrás a la izquierda, y *R Padre* detrás a la derecha.

Ella se mueve y se ubica detrás de su papá. Observo y le digo:

—¿Sabés por qué te pasan las cosas que te pasan? Por amor a tu padre que sostenías vos tomando el lugar de tus abuelos. Estás ocupando el rol de Custodio de tu padre. Así te haces invisible. Te vas a su mundo. Y ahí no hay nada para vos, estas en el mundo de los muertos.

Desde ahí te pido que le digas estas palabras a tu padre:

—"Querido papá ahora puedo ver que por amor a vos te estoy sosteniendo en el lugar de los abuelos. Pero este no es un buen lugar para mí. Es por eso, que, a partir de ahora, dejo en este lugar a los abuelos para ubicarme en mi lugar".

Le pido que respire y se mande para adelante. Incorporo atrás a la figura de la abuela y del abuelo. Ahora le pregunto a su *Alma* cómo se siente y dice que se siente un poco mejor.

Agrego ahora al *R Padre* de *sus dos primeros hijos*, quien se ubica en línea con ella a la derecha y luego al *R Padre de sus segundos hijos*, que se ubica en su misma línea a la izquierda. Finalmente, sumo a los cuatro hijos, todos se ubican delante de su *Alma*.

Invito a la *Consultante* a tomar el lugar de su *Alma* y le pido que mire al *R Padre* de *sus primeros hijos* y le pido que le hable. Pero rompe en llanto. Luego de unos minutos se compone y repite:

—"Yo te amé, y te elegí para que seas el padre de nuestros hijos. Fue una pena que pasara todo lo que pasó. Pero así es la vida. Y hoy te libero y me libero con amor para que podamos ser felices. Siempre seguiremos siendo los padres de nuestros hijos. Y te pido por favor que te hagas cargo del rol de padre. Gracias".

Le pido que respire, y si lo siente, que en un abrazo lo despida. Ella respira profundo, avanza y lo abraza conteniendo la congoja. Le pregunto cómo se siente y con una voz quebrada y casi inaudible responde "mejor".

A los *R de los Hijos* se los siente mejor, más distendidos.

Ahora le pido que le hable al otro padre y le repita estas palabras:

—"Yo sí quiero ser feliz, y se cómo serlo, y es mi decisión no la tuya, ya no te amo más. Y te pido por mi dignidad y por tu dignidad de hombre que aceptes esta realidad. Te elegí para ser el padre de nuestros hijos. Y sólo eso vas a ser. Te pido por favor que te hagas cargo de tu rol de padre porque los chicos te necesitan. Me libero y te libero con amor para que podamos ser felices. Gracias"

Vuelvo a sugerirle que respire y le dé un abrazo de despedida y con eso a él le va a caer el entendimiento. Le pregunto cómo se siente y dice "mejor", pero apenas se la oyó.

Le pido ahora que lo mire a los ojos y que le diga:

—"Tu lugar es de este otro lado, porque sos parte de mi pasado".

Mando los *R de los Hijos* a ordenarse, todos se quejan, pero ella los ordena con amor. Luego le pido que los mire y les diga:

—Queridos hijos no se preocupen más por nosotros. Los temas de pareja le corresponden a la pareja. Vayan a jugar y ser felices, que su mamá y su papá los aman, los cuidan y los protegen".

Ahora les pido a todos que miren para adelante.

Ella sigue hablando de los ex y de los hijos entonces la freno con autoridad.

—¡Deja de mirar para ahí! Ese es tu pasado. Concentrate en tu futuro.

Le pedí que repita estas palabras:

—"Estoy ordenando mi sistema. Acabo de despedir a mis ex, y ahora estoy disponible para un buen amor. Gracias por haberme esperado. Ahora estoy disponible para encontrar mi buen amor".

Al terminar las palabras se larga a llorar, y en ese momento ingresa voluntariamente un Representante Nuevo, quien se presentó como el representante del amor. Fue directo a ella y la abrazó.

—Mirá vos —le bromeo a la *Consultante*— ¡¡Entró solo el bomboncito!!

Todos reímos y reímos y seguimos jugando con ella.

En eso me cruza la mirada, y la sostiene suplicante por unas palabras de cierre. Entonces se lo cierro:

—¡Vas a ir a ver a la abogada, resolvés el tema y te dejas de victimizar y de hacerte la tonta! ¡Si querés te lo digo en inglés que suena más fino!

Explotaron las carcajadas, y la más fuerte fue de ella. Qué bueno es reírse junto a otros. Y aún más bueno es reírse de uno mismo.

Compartamos el aprendizaje: Tu propio poder

¿Dónde crees que radica tu poder? ¿En los otros o dentro tuyo?

Todos tenemos el poder para decidir hasta donde y hasta cuándo.

No temas al rechazo, ya que el agradar tiene un costo mucho más alto. Si buscas agradar, ahí es donde entregaste tu poder. ¡Si buscas ser vos mismo y ser feliz con lo que sos y con lo que haces, el poder radica dentro tuyo!

Constelación: Mujer (Septenio N°10 - Edad 63 a 70), peregrina...amante de la vida

Tema: Dejar de repetir historias, con los hombres

—Bueno, mi tema es estar repitiendo historias. Estuve 7 años con una persona, se fue a hacer un estudio del corazón y se murió. Y ya me pasó antes, —nos explica con cierto tono de resignación.

—Sabes que sí, a veces pasa. Yo tengo una amiga que cinco hombres la eligieron para morir en sus brazos. Al último le dieron un diagnostico terminal y se suicidó.

No volaba una mosca, el aire su volvió tenso y expectante. Ella continúa:

—Si, yo quede muy mal por dos años luego de eso. Encontré otro hombre bueno, todos muy buenos hombres tuve. Un día una amiga me presentó un señor, pegamos onda, teníamos proyecto de unir familias, jubilarnos, comprar un terreno e hicimos una cabaña hermosa. En medio de eso me dice que siente un dolor en la pierna. Le encontraron un tumor en la pierna y estuvo peleándolo 7 años, pero hace tres años partió. Ahora quiero vender todo, mi hija está en La Plata. Yo viajo para allá para los cumpleaños, viaje el año pasado, pero yo quiero compartir, pero siempre termino sola.

Hace una pausa en el total silencio, respira lento y largo, y continúa:

—Tengo ganas de encontrar una persona que quiera disfrutar la vida, de viajar, de una caminata, de un libro, un buen vino, un pedazo de queso, una noche estrellada...no sé. Que le guste disfrutar la vida, que quiera y que pueda.

Al terminar la frase las demás participantes reclaman con energía:

—¡Yo también quiero eso!

Para ubicarme en la línea de tiempo comienzo a indagar.

—¿Cuántos hombres partieron?

—Dos.

—¿Uno de ellos es tu marido?

—No, él está.

—Contame de tu familia.

—Soy la séptima de diez hermanos.

—¿Cómo fue tu relación con tu padre?

—A los 9 años lo enfrenté porque era alcohólico, él era muy agresivo con ella y no lo podía soportar. Mi madre era ya muy grande. Ví que estaba repitiendo historia y no quise más. Y quiero saber por qué me pasa esto con los hombres.

Elegimos los representantes para ella y para los dos hombres que partieron. Les pido que ellos solos encuentren un lugar donde ubicarse. Distingo cual era verdadero amor, se lo comparto y ella asiente.

Le pregunto a su *Alma*:

—¿Cómo te sentís?, pero es la *Consultante* la que contesta energética.

—Atraída.

Rompemos en carcajadas. ¡Fogosa La *Consultante*!

Le sugiero a su *Alma* uno de los hombres para empezar, pero ella elige al otro. Le pido que lo mire y repita:

—"Gracias por los buenos momentos que hubo entre nosotros. Te llevo en mis brazos".

Dejó al otro para después por una noble razón, él fue su verdadero amor. Entonces le pedí que le diga:

—"Fuiste hasta ahora mi gran amor. Te amo profundamente y me pusiste la vara muy alta. Querido compañero, hoy vengo a despedirte para que puedas descansar en paz y para que yo tenga paz. Te pido que me bendigas para que pueda encontrar un amor como vos y que me cuide hasta el final"

Pregunto a su *Alma* cómo se siente y dice que muy tranquila, muy en paz. Invito entonces un personaje más, quien camina hacia adelante y ella lo va a buscar. Lo toma de las manos al tiempo que lo mira con ternura.

—Ahí está tu nuevo amor. Este nuevo amor te va a divertir. ¡¡¡Y este ya te entierra a vos!!!

Qué lindo es a veces cerrar con risas. Cuán felices nos hace sentir que, entre lágrimas y risas, estamos sanando. Nunca me canso de la sensación que me produce ver a la constelada secarse lágrimas entre carcajadas. Sentir en los demás esa reparación y ese alivio es lo que realimenta la fuerza de mi alma que me impulsa a seguir andando este camino.

Compartamos el aprendizaje: Lo que no se elabora se repite

Cuando repetimos historias es porque alguna historia no está cerrada. En temas de amor puede ser porque me quedé con algún enojo y en cierta forma la energía se estanca. Cuando esto pasa y al quedar atrapado en aquel momento o tiempo, atraigo personas y situaciones similares para completar este aprendizaje. La constelación te puede ayudar a que abrevies los tiempos y con una despedida, un llanto o abrazo cierres lo que faltaba cerrar. Recién ahí se abrirá para tu vida una nueva etapa ya que algo nuevo no aparece hasta que se concluyó la anterior. Esto es válido para sociedades, negocios, relaciones con jefes, empleados, amigos, etc.

Constelación: Mujer (Septenio N°9 - Edad 56 a 63), emprendedora

Tema: Poca comunicación con la hija mayor y preocupación por la familia y los hijos

—Estimada. ¿Qué te trae por aquí? ¿Cuántos hijos tienes?

—Cuatro.

—¿Edades?

—36, 34, 31 y 28. Y mi tema es mi hija mayor. Le cuesta comunicarse.

—Como a tu marido.

—Si, como a mi marido. Hay que sacarle las cosas con tirabuzón. Y ella tuvo problemas de violencia con un novio. Es separada con dos hijos y luego se puso de novia con este chico. Yo no lo conocía, pero su exnovia vino a contarnos que nuestra hija estaba saliendo con un tipo que no era buena persona. Nosotros le hablamos, pero ella se enojó con nosotros. Con sus hermanos tiene muy buen vinculo, pero con nosotros no. Por suerte ella al tiempo dejó de salir con ese tipo, pero sé que luego tuvo un episodio de violencia. Nos enteramos porque ella le pidió a otra persona que nos cuente. Ahora está todo tranquilo, el tipo no volvió a aparecer. Pero el tema es cómo hago desde mi lugar para llegar a ella. Cómo hago para que sepa, aunque sabe, que mi intención es buena, no quiero decirle con quien tiene que salir.

Pero les dijo a sus hermanos que lamenta haberse equivocado y que siente habernos defraudado.

—¿Y se lo dijiste?

—Si, pero ella es muy difícil.

—Mandale un mensaje, un mail, bien pensado, con cuidado, releelo un par de veces, dejalo madurar un día y leelo nuevamente. Es un mensaje delicado. Como lo hiciste con tu marido.

Se queda en silencio unos momentos en los que afloja su cabeza hacia adelante. En seguida acomoda alta su cabeza, respira profundo y continúa.

—El otro tema es mi hijo varón. Con él sí tengo mucho dialogo, pero creo que no sé hacer lo que debo hacer para ayudarlo.

—¿Cómo sería eso? —le pregunto con genuina curiosidad.

—Y como sostenerlo —continua sin escuchar.

—¿Bancarlo económicamente querés decir?

—Si, pero le dijimos que no.

—¿Y entonces?

—Todo bien. No nos pidió, o sí, pero nos dijo que no se la diéramos.

Reclino mi cuerpo hacia adelante y la miro con confusión, entonces le pido ayuda.

—No estaría entendiendo.

—Es como que nos pidió prestado y nos lo iba a devolver, pero mi marido dijo que no. Tiene 31 años. Necesito que se independice y crezca. Es un problema de él.

—Y sí. Pero cuál es tu miedo.

—Que tengo dos familiares que se murieron a los 30 años.

—Pero él tiene 31! Ya lo pasó. Y lo más importante, la vida y la muerte no están en nuestras manos.

En un silencio espeso empezamos a trabajar y le digo:

—Constelemos, pero que no sea el motivo el miedo a que se muera. ¡¡Cuando tengas tus nietos y cumplan 29 me vas a llamar a ver si estoy vivo para constelarlos!!

La pesadez del ambiente se desplomó ante las inevitables carcajadas, fue como una lluvia refrescante en un día de verano. Pero no quiero que se desconecte, por lo que le pregunto:

—¿Vos sospechas que él está en algo raro?

—No, no sospecho nada de eso.

—¿Y tu marido como esta respecto de este hijo?

—Bárbaro porque constelo.

—Ah buenísimo. ¡Entonces confíen en el constelador!

—Bueno, pero ¡no te dije que la consteladora fui yo!

A pesar de la risa general yo me preocupé.

—Estimada, yo sé que te encanta constelar, pero hay que tener cuidado con constelar dentro del sistema al que uno pertenece. Sobre todo, cuando encima vos tenés miedo por tus hijos.

—Si claro, igual constelo con un constelador profesional.

—Bueno, constelemos nosotros acá entonces. ¿Sobre qué vamos a constelar?

—Sobre mis hijos, si estoy parada donde tengo que estar y ellos también.

Vamos entonces. Le pido que elija a su representante, al de su marido y a los representantes de sus cuatro hijos y los mando a hacer lo que quieran y a ubicarse como quieran.

Su *Alma* e muestra muy pendiente de los chicos. Entonces le pido que observe:

—Miralo desde afuera. Es como si tus hijos fueran un rebaño de ovejitas y ustedes dos fueran los perros que arrean las ovejas.

Pregunto a los Representantes cómo se sienten.

El mayor dice sentirse bien, está mirando a los hermanos. La segunda dice no registrar nada. El tercero dice estar incómodo en ese lugar. La más chica dice que está todo bien. El padre dice que siente a su mujer distante, como perdida.

Y su *Alma* dice necesitar mirarlos todo el tiempo, necesita estar. Y mientras hablaba, todos se iban corriendo, alejándose de ella. Los hermanos se juntaron y se abrasaron. El mayor le dice a la madre que necesita que lo deje de mirar y romperles las pelotas.

Les pido que todos repitan y le digan a coro:

—"Querida mamá te reamamos y también a papá. Y sería muy bueno para todos que se vayan de viaje, y que te ocupes de papá que cada día te necesita más".

El *R Marido* camina hacia su *Alma* y la toma entre sus brazos. Viéndola ahora más tranquila le pregunto:

—¿Qué les dirías a tus hijos?

—Que los amo. Y que el profundo amor y admiración que siento por ellos no me deja dejar de verlos. Y nuestros hijos unidos es lo mejor que podemos tener".

El *R Padre* sigue callado pero tranquilo. Una vez más le pido a su *Alma* que les diga a sus hijos:

—"Queridos hijos, vayan a jugar y a ser felices que mamá y papá los amamos, los cuidamos y los protegemos".

Pido a los hijos que giren mirando hacia el futuro, con sus padres detrás apoyándolos.

—¿Cómo se sienten? —pregunto a todos.

—Mejor —responden los hijos.

—¿El papá?

—Muy bien.

—¿Y la mamá?

—Ah… con el corazón lleno.

Ahora invito a la *Consultante* a entrar y abrazarse con su *Alma*. La *Consultante* llora de alegría, pero igual pregunta:

—¿Te parece que estoy haciendo bien?

Yo soy un hombre muy educado y sé que no se debe responder una pregunta con otra pregunta, pero no me pude contener. La miré y le dije:

—¿A vos qué te parece?

Giró sobre sus talones con una sonrisa grande, la cara aún con rastros de lágrimas y se sentó erguida y orgullosa.

Compartamos el aprendizaje: La preocupación de los padres actúa como muletas para los hijos

Como nos cuesta soltar a nuestros hijos y que desesperación provoca en algunas personas esa necesidad de tener que estar pendientes de sus vidas, de su salud. Hay veces que esa preocupación actúa como muletas para ellos, donde sienten la necesidad de consultar el parecer de su padres frente a cada decisión. Si como padres accedemos a esta información, quizás sea bueno poner el foco en nuestra vida y proyectos. De esta forma les daríamos a nuestros hijos un poco de aire para que así practiquen y se equivoquen con sus propias decisiones, que será parte su propio aprendizaje de vida.

Esto también es muy válido para hijos en edad escolar sobre todo en la época de exámenes. La preocupación de los padres a que no apruebe el examen debilita al hijo, ya que ese sentimiento de control con desconfianza es percibido por el hijo como falta de confianza perdiendo y entregando su propio poder (al no poder tomar su compromiso tampoco se hace cargo de sus responsabilidades).

Constelación: Hombre (Septenio N°6 - Edad 28 a 35), empresario

Tema: El hijo de mi mujer

—Yo quiero constelar el tema del hijo de mi mujer y …. Pero necesito que ella no esté presente —dice mientras la mira con ojos que imploran piedad. Ella tranquila se levanta y camina hacia la puerta.

—Perfecto —apoyo la postura, a su vez advierto— pero estimada, ¡no te comas toda la pizza!

Quiero aclarar que el humor es parte de quien soy yo, es parte de mi día a día en todos los ámbitos de mi vida. Es una de mis herramientas preferidas que me permiten sanar. Y siempre que la comparto naturalmente, puedo sentir que también ayuda a sanar a los demás. Convivo a diario con temáticas difíciles que vienen a mi consulta, y gracias al humor, todas las personas se van muy bien, fortalecidas y empoderadas.

Continuamos.

—El hijo de mi mujer tiene 7 años, y yo la conocí cuando el nene tenía 1 año y medio. Yo nunca me metí en su crianza porque creía que no era mi lugar. Muchas veces tenemos conflictos entre nosotros y con él por la forma en que yo lo trataba. Y a veces creo que es cierto que yo no lo he tratado siempre bien.

—¿Y hoy?

—Hoy también creo que no lo trato bien algunas veces. Y creo que es por la bronca que le tengo a su padre. Porque él la maltrataba mucho antes, aún estando embarazada de mi hija. Una vez me harté y le dije que lo iba a moler a trompadas. Antes el afectado por esa mala relación que tenían ellos era el hijo de ambos. Pero cuando ya estaba embarazada de mi hija ahí exploté. Y el nene todo eso lo vive y lo percibe. Me cuesta aceptar y perdonar a su expareja. Nunca pude.

—Ok. Elegí a alguien para representarte a vos, alguien para representar a tu mujer y alguien que represente a su expareja.

Los elegidos se incorporaron y se ubicaron el en centro del salón, y su *Alma* se ubicó alejada de ambos, evidentemente en conflicto y enfrentados.

Les pregunto a los representantes cómo se sienten.

—Me cuesta expresarme —responde rápidamente el *Alma*—, me siento como duro, y hay algo en cómo ella me mira que siento que me disminuye, o que me pide algo con la mirada que parece fácil, o le parece fácil a ella pero que yo no puedo hacerlo.

—Me siento bien, no necesito que se exprese — dice R Esposa. El alma comienza a responder en voz baja.

—No sé qué es lo que siento. No sé si es miedo.

Dirigiéndome hacia el *Consultante* digo:

—Mirá tu postura, estas igual a la de tu *Alma*, hombros caídos, disminuido, desenergizado.

—Yo siento que él puede, yo confío en él, pero siento que él no confía en sí mismo, —agrega *R Esposa*.

Intervengo, nuevamente dirigiéndome al *Consultante*:

—Creo que cualquiera, si no te sentís a la altura, te va a hacer sentir mal. No solo su ex.

Su *Alma* se aleja de ella y dice sentirse más aliviado alejándose.

—Y obvio, si se aleja la ve más chiquita, pero... ¡está más lejos! —Intervengo e incorporo varios nuevos representantes—. Su madre y una fila larga de ancestros hombres, porque este hombre necesita recibirse de hombre.

—Mira a tu padre, abuelo, bisabuelo, tátara abuelo, tataratatara abuelo.... Todos mirándote —digo señalando la fila e invitándolo a mirarlos, a verlos, a sentirlos—. Y prosigo:

—¿De dónde vinieron tus ancestros?

—De Italia, de la guerra —lo oigo decir con tono suave, como entregado y vuelvo a señalar a esos hombres.

—Ellos sobrevivieron las guerras y vinieron a decirte que tenés todo lo que necesitas para tener una gran mujer, para poder verla a los ojos y poder decirle que la amas.

Primero le pido a su *Alma* que se apoye sobre la larga fila de sus ancestros hombres. Y luego le pido al *Consultante* que entre al campo y tome el lugar de su *Alma*, que es su lugar. Le pido que se apoye en todos esos hombres que están ahí para que él se apoye en ellos y que en nombre de ellos lleves adelante tu felicidad.

Él se apoya y se anima a soltar, a entregarse. Allí se queda unos largos segundos meciéndose.

—¿Cómo te sentís? —indago.

—Bien, tranquilo, con energía, fuerte —responde, aunque su vos ciertamente no revelaba esa fuerza. Pero también es cierto que las largas e intensas horas que llevamos trabajando nos tiene a todos muy agotados.

El *Consultante* ahora camina hacia la *R de su Mujer* que lo espera con una sonrisa y se abrazan y él le susurra te amo.

Les pregunto cómo se siente, a lo que responde que se siente bien pero que no tiene casi voz. Dice con gran esfuerzo vocal que se siente más grande.

—Sos más grande —lo corrijo.

La *R Esposa* espontáneamente le dice que juntos van a poder. Intervengo y le pido a las *R de su Mujer* que lo mire, le tome las manos y le diga: "Te acepto, te elijo y te amo con todo lo que tienes".

Todos sentimos un nudo en la garganta cuando los vimos fundirse en un abrazo de pura entrega. Él dice que está agotado, que sus miedos lo tienen agotado.

Le pregunto a ella como se siente y dice sentir como un fuego en el cuerpo.

Incorporo ahora un representante para el hijo de ella, quien entra al campo enfurecido y comienza a gritarles:

—¡Son una basura, todo es una porquería, ustedes son lo peor, eso que se dicen son #$#"$#", váyanse todos a la #$"$#"$%"!!!!!

Intervengo nuevamente e incorporo al representante de la hija de ambos que se ubica junto a sus padres, y el *Consultante* continúa en su intento de explicarle al chico que él está para quererlo y educarlo, pero el nene pide la palabra interrumpiéndolo y le dice con voz suplicante:

—Necesito que me digas algo desde el corazón.

El *Consultante* se le acerca con la poca energía que le queda, se detiene frente al niño y ya hundido en una inmensa desolación y culpa lo abraza y le suplica que le perdone todo lo que lo hizo sufrir.

Lo dejo unos minutos para que se recupere y luego le pido que se ubique frente al *R del ex de su mujer* (el padre del niño) y le diga estas palabras:

—"Te reconozco como la pareja anterior de mi mujer y como el padre de este niño. Estoy muy enojado. Estoy muy enojado con tu actitud porque pusiste en riesgo la vida de mi mujer y de mi hija. Te pido te ubiques en tu lugar y te hagas cargo de tu hijo como hacemos los verdaderos hombres"

—Le pregunto al hijo cómo se siente y dice que le molesta que la madre no se le acerque (permanece al lado de su hermana). Está bien que se me acerquen otros, pero ella no hace nada. Como que vive en una nube de ilusiones. Los veo a ellos tres felices, parecen la cajita McDonald's.

Ahora es al *R Padre del Niño* a quien le pregunto cómo se siente quien responde:

—Estoy haciendo lo posible, mi vida realmente es un caos.

—El niño se acerca al padre porque necesita a su papá. El niño va a necesitar procesarlo, es difícil. Descubrió que su padre deja a su madre embarazada y que tiene un hermano de parte del padre 10 meses más chico que él, vive en una familia que no siente suya y tiene un padre que no está cumpliendo su rol. Acá se necesita por un lado mucha paciencia de tu lado y al niño hay que darle tiempo y ayuda profesional.

El *Consultante* está en silencio, agotado, apenas ahí, y se arrastra hasta su silla.

—En conclusión, vos tenés que quedarte grande, no achicado, disminuido. Ella necesita un hombre que pueda darle seguridad y respaldo.

Compartamos el aprendizaje: La importancia para un hombre de tomar la fuerza ancestral masculina

Es muy importante que todo varón tome la fuerza de su línea Ancestral masculina, para transformarse en hombre, encontrar su lugar, poder establecer límites y hacerse cargo sin temor de lo que le corresponde. En esta constelación pudimos presenciar el crecimiento y fortaleza que logró el *Consultante* y gracias a ello podrá estar en armonía con su pareja y la familia ensamblada que tienen.

Esto también es totalmente válido para las mujeres que necesitan tomar la energía Ancestral Femenina que se aloja detrás de su propia madre biológica.

Constelación: Mujer (Septenio N°7 - Edad 42 a 49), empresaria

Tema: Hipertensión

—En el 2015 me diagnostican hipertensión. El médico ahora me dijo que es emocional entonces me sacó la medicación. Y desde ese momento, varias veces se me disparo la presión.

—¿Qué paso en el 2015 que disparó el tema de la presión?

—Un tema de pareja y de trabajo porque trabajábamos juntos.

—¿Cerraste el tema de él?

—Él se fugó dejando un tendal de deudas, y luego lo hizo otra vez, pero no creo que este por ahí el tema.

—Bueno, vamos a ver. Elegí a alguien para que sea tu *Alma* y para otra persona.

Ambos entran al campo e inmediatamente su *Alma* se aleja del *R Incógnita* porque le dio escalofríos. Temblaba. Hago entrar al *R del Fugitivo* y su *Alma* dice que su llegada la calmó, pero no lo quiere mirar. Está muy enojada.

Contó que estuvo nueve años con él y era él quien traía todos los negocios. Le pido le dirija estas palabras al *R del Fugitivo*:

—"Me dolió mucho que no se cumplieran nuestros sueños, pero te agradezco por aceptar a mi hija. Gracias por amar a mi hija, por haber sido un padre para ella. Me desilusionó tu ambición y me fundió. Hasta el día de hoy recibo cartas buscándote y reclamando dinero que me obliga a salir a explicar que yo no tengo nada que ver. Es un pueblo chico y mi imagen está en juego. Te amé profundamente y me rompiste el corazón".

El *R del Fugitivo* se arrodilla frente a su alma, pero ella dice que sigue muy enojada con él, aunque le pida perdón. Le pesan los hombros. No quiere que la mire más.

—¿Le dirías algo más?

—Que me defraudó, y que me estoy haciendo cargo de cosas que no me corresponden.

Le pido que agregue:

—"Y a partir de ahora me libero y te libero con amor para que podamos ser felices. Gracias".

Le pregunto a su *Alma* cómo se siente, y dice que se siente tranquila.

Y eso es. Ese fue el origen. Y una vez que se encuentra el origen, se destraba.

Mientras todo esto acontecía la *R Incógnita* que representaba la hipertensión, se fue alejando y se sentó desapareciendo de la Constelación.

Compartamos el aprendizaje: Nuestra Alma reparadora

Nosotros no podemos volver al pasado, pero con esta herramienta que es la Constelación, que se trabaja con el alma, podemos desde adentro revivir el hecho que causó el trauma, retornar al momento justo, repararlo y retornar al presente. Si ese tema específico que se consteló era la causa original, al finalizar la misma termina esa situación y se desarma. Pero a veces ese no es el origen, sino que esa situación es una réplica de un suceso anterior.

Por ejemplo, en casos de suicidas: puede que el suicidio esté instaurado en el suicida desde una instancia ancestral anterior y que él no haya sido el primero. Tal vez el primero fue hace seis generaciones atrás.

Para eso es muy importante estar atento a la escucha y muy atinado en el diagnostico antes de iniciar la Constelación. Es muy importante estar bien entendido de la situación y el contexto de la persona que Constela.

Constelación: Mujer (Septenio N°6 - Edad 28 a 35) Profesora de yoga

Tema: Soy amante

—¿Qué te trae por aquí?

—Bueno, yo antes había pensado…

—No, antes no. Ahora.

—Bueno… es mi tema de la relación oculta… y me comprometí en que sea oculta —explica nerviosa y se ríe. Continúa:

—Yo no deseo estar en esa situación, pero sin embargo… vuelvo. Y luego lo dejo… pero vuelvo otra vez.

—¿Se lo dijiste alguna vez?

—Las pocas veces que hablamos de eso él se muestra cómodo.

—Obviamente! ¿Cómo no va a estar cómodo? ¡¡Sos una hermosa joven treintañera!!

—Y él es casi veinte años mayor.

—Ah bueno, es un vivo bárbaro.

—Me pasa que cuando lo dejo no lo dejo desde el lugar que debo, es decir lo dejo porque sé que debo dejarlo, pero yo no quiero dejarlo.

Una participante, que la conoce, pide la palabra, la *Consultante* se la otorga y le dice que la clave de ella está en su frase muletilla de "estar al servicio". La miro reírse, y le digo que sí, que es muy gauchita, jugando con su elección de usar boina.

—Quiero que me elija —dice con angustia en la voz.

—Yo no quiero estar con otra persona. Yo soy fiel.

—Bueno. Ok. Elegí a alguien para representarte a vos y a alguien para el Sr. X.

—Soy muy naif. No soy muy romántica. Pero soy naif.

Llamo a dos *R Incógnita* y les pido que se ubiquen donde quieran. Ambas se colocan entre medio de ellos, que están enfrentados y lejos. El *R del Sr. X* dice una de las *R Incógnita* le molesta y quiere que se vaya, trata de correrse y ella no lo deja, no puede dejar de mirarla. Dice que sólo le interesa la *Consultante*. Llamo a otra *R Incógnita* y ahora él dice que, con la tercera participante ahora sólo le interesa la nueva. Nuevamente los reubico, ahora coloco a su *Alma* junto a la nueva *R Incógnita* y el *R del Sr. X* dice que esa dupla lo atrae mucho y el resto no le importa, sin embargo, aclara que cuando la nueva R lo mira le da muchos nervios y le sudan las manos. Casualmente la nueva representante es el compromiso, el anillo.

—Estas ciegamente enamorada de él y no podés ver a otro amor, aunque lo tengas delante. Tenes que presionarlo y ver si te elije. Si se la juega por vos, genial, sino es mejor que se aleje. Porque vos podrías ser una más hasta que se canse. Y un día se puede cansar, deslumbrar con alguien más y se va dejándote con un hijo. Y vos en el rol de amante, la segunda.

El *R del Sr X* nos comparte que cuando me escuchó hablar del hijo los nervios se le fueron.

La *Consultante* está inquieta, se le nota en la postura del cuerpo tenso y encorvado, en la sonrisa temerosa y en la mirada confundida.

—No me animo a decirle eso. Porque creo que no va a querer comprometerse conmigo.

—¿Cuánto tiempo pensás que podés estar así?

—Estoy hace cuatro años.

La observo, la veo, le digo:

—Empezaste antes de los treinta, en pocos años más tendrás una edad crítica para una mujer.

Tal vez él quiere hijos y termine teniéndolos con la otra y no se anima a dar el salto si no ve que vos querés. Pero no lo vas a saber a menos que te la juegues entera. Seguir acá, en esta zona de indefiniciones y negaciones puede privarte de ser *madre*. Te pido por favor que te mires y te veas como yo te veo, como te ve la gente que te quiere y que está para vos y que hace lo que tiene que hacer para hacerte feliz. Y luego te pido que lo veas a él. Vos sabes lo que yo te aprecio. Así que... yo te diría que en tus manos está la decisión.

Compartamos el aprendizaje: Todo amante está al servicio del matrimonio.

La primera vez que escuché esta frase, me costó entenderla. Si entendemos como amante a algo más que una persona, podemos extenderla al trabajo, a una pasión, hobbie o inclusive alguna adicción.

Una vez atendí a un señor de unos 45 años, que lo habían desvinculado de su trabajo hacia 8 meses, su mujer le pedía que buscara algo, ya que era ella la que estaba manteniendo la casa. Pero él tenía una gran pasión por los trenes eléctricos, tenía una maqueta que abarcaba una habitación enorme con una colección de trenes impresionante. Ese hobbie se había transformado en su amante apasionada, en la que deseaba que se vaya su mujer a trabajar para estar con ella. Cuando no estaba jugando, estaba pensando en ella.

Como este caso hay muchos y estos se dan cuando ambos NO están disponibles. Para este caso, seguramente la mujer tiene como amante al trabajo, o a otro hombre, para el caso es lo mismo.

Cuando me viene a ver alguien que ya no desea estar con su pareja y por ejemplo quiere divorciarse, lo primero que le indico es que, si tiene amante, que la deje y que se concentre en su pareja para tratar de sostener el vínculo. Ya que cuando no hay amantes entre medio de la pareja, serán ellos solos lo que tengan que verse a la cara y sostener o no la relación.

Día tres

El descanso fue para todos profundo y reparador. Sobre todo, después de habernos acostado pasada la media noche y por haber disfrutado de un maravilloso fogón en el que cantamos y entregamos al fuego cargas y pesares. Este último día amaneció frío con un cielo limpio y bien celeste. Sin habernos ido aún ya estamos extrañando el lugar, pero el desayuno nos anima y nos llena de alegría el cuerpo, la mente y el corazón.

Caminamos por el hermoso paisaje hacia nuestro espacio, energizados y con ganas de seguir adelante y dar cierres. Comparto unas palabras con todos y observo sus cuerpos, sus posturas, sus expresiones para así tomar la temperatura emocional de cada uno y poder armar el plan de cierre del seminario para cada participante. Todos dicen sentirse felices, en paz y livianos. Honestamente… ¡No sé si se puede pedir mucho más!

Constelación: Mujer (Septenio N°9 - Edad 56 a 63) empleada administrativa recientemente jubilada

Tema: La relación con mi marido

—¿Cómo le va estimada? ¿Qué te gustaría Constelar en esta ocasión?

—Quiero Constelar la relación de mi marido conmigo. Hace mucho que estamos juntos, pero no tiene trabajo y esta mucho ahí en casa.

—¡Y sí, es complicado tener un hombre en casa todo el tiempo! Vos sos una mujer muy activa, tu marido es un tanto metido para adentro, tal vez un poco depresivo. Vos tenés que salir de tu casa, y te lo digo porque es hasta terapéutico. Esto es un tema de vida o muerte para vos. Vos tenés mucha energía, necesitas hacer cosas todo el tiempo y ahora estás recién jubilada. Pasar de la actividad total a estar en tu casa con él tanto tiempo te va a tirar para abajo mal.

—Si, es muy cerrado, no habla nunca. Bueno, casi nunca. Pero cuando habla explota. Es muy extremo. Escucha la radio a todo volumen. Si le pido que lo baje se enoja y la apaga. Mira mucho fútbol, a esos que discuten entre todos y a los gritos y a mí me abomba su radio, su fútbol, y también su silencio.

—¡Comprale un auricular!

—Y si, puede ser.

—Bueno, dale. Buscá a alguien para vos y a alguien para él.

—Para mí él es silencioso porque tiene muchas conversaciones internas.

—¡Y sí, habla solo!

—¿No te digo? El que habla solo tiene muchas conversaciones con el mundo, con su mundo.

La invito a elegir a alguien para representar su *Alma*, y alguien para representar a su marido.

Apenas entra en el campo su *Alma* comienza a caminar en su círculo pequeño, mirando para abajo y de brazos cruzados, desconectada.

Le pregunto a su *Alma* cómo se siente y me dice que siente las plantas de los pies fríos, y que se siente e inquieta.

—Y sí, ¡mirá lo que sos! Una fiera enjaulada. Yo te diría que, por la salud psíquica de él, no, mejor dicho, por la salud física de él y la emocional tuya cambies tu foco a vos.

Él con su actividad ya está. Vos no, necesitas otros desafíos, no solamente darle de comer a los pollos. Te obligas a estar en un cuadradito inquieta. ¿Te acuerdas de que te dolían las piernas? Mírate, caminando sin parar.

Ahora le pregunto cómo se siente al *R de su Marido* y responde:

—No entiendo la situación. No sé por qué se alejó, no puedo con el espacio con ella.

—Me llama la atención el rayo de luz de allá, imagino que está calentito y me da ganas de ir allí —dice su *Alma*.

—Seguí el impulso —la animo. Al mismo tiempo agrego otro personaje al campo, y le pregunto:

—¿Cómo te sentís con ese otro personaje ahí al lado tuyo?

—Siento que me tapa la luz. La correría.

—¿Cómo te sentís con él, que sigue callado?

—No me molesta.

—¿Ves? Él te sigue. Vos hace lo que quieras que él te va a seguir.

—No sé. Él es muy estructurado, muy cerrado. Imaginate, si se pone mal si son las 5 de la tarde y no estamos bañados.

No lo podemos evitar y todos explotamos en una carcajada. Y ella también se ríe, con esa actitud tan inocente.

—¡En serio! —explica entre risas—, el otro día miró el reloj y dijo: ¡Uhhh mira son las 5 menos 10 y no estamos bañados!

La risa revive en el salón como una lluvia de estrellas.

—¿Qué dijo que venías para acá? ¿Te pidió que coordinen los relojes?

Algunos ya lloran de la risa, ella se ríe más que nadie.

Todos lo tomamos a risa, nos divertimos unos minutos, pero no le quitamos ni una pizca de seriedad.

Le pregunto al *R Marido* cómo se siente.

—Siento que alguien me agarra los brazos, me los mueven, pero no soy yo.

—Sumemos a tus hijos —le propongo y sigo indagando.

—¿Cómo se siente el *R Marido* ahora que están los hijos?

—Raro, por un lado, sentí más fuerzas, pero por otro estoy como preocupado.

—Se preocupa por los hijos —le comento a la *Consultante.*

—Me re angustia lo que veo, siento que no les importo y que no me entiendo, me siento mal —nos sigue contando el *R Marido.*

—Los chicos no dejan de mirar para allá, están pendiente de ustedes. El varón mira al papá y la nena a la mamá.

Su *Alma* dice no sentirse para nada observada, que se siente bien, que se divierte.

Pero los *R de los Hijos* miran para atrás, no sienten la libertad de mirar hacia sus futuros. El varón se acerca al padre porque lo necesita y se arrodilla frente a él.

Ahora le pregunto a la *R Hija* cómo se siente y dice que se siente bien, divertida. Siente como una complicidad con la mamá.

Incorporo ahora otro participante que representa a la vida y la ubico detrás de todos. La *R Hija* está de espalda mirando a la madre que está con un ataque de risa y se mueve hacia la vida y luego hacia la hija al tiempo que va buscando los rayitos de sol. Veo que la hija está tan pendiente de la aprobación de su madre que no puede vivir su vida e ir hacia su futuro.

Le pido a su *Alma* que se quede frente a la *R de su Hija* y le repita estas palabras: "Mi trabajo ya está hecho, ya no hay más, ahora te toca a vos" pero no puede parar de reírse. Está totalmente desconectada de su marido que se encuentra ubicado allá al fondo abrazado a su hijo.

Vuelvo a pedirle a su *Alma* que le hable a su hija y le diga: "Yo me jubile, y ahora te toca a vos" y esta vez lo logra.

El padre avanza hacia la hija, la toma con decisión, y la ubica frente a su madre y al lado de su hijo, su hermano. Ahora coloca a su mujer detrás de los hijos y finalmente él se coloca detrás de los hijos, junto a su mujer.

Observo con atención y le informo a La *Consultante*:

—La vida está esperando que tomes la decisión y el resto se acomodará solo. Tu marido será rustico, es un hombre de campo, pero sabe de la vida, de nacimientos, de destetes. Tu marido sabe de los ciclos de la vida. Es de los que agarraría a tu hijo y le diría: "Hijo ya no hay más leche, necesitas salir a buscar tu comida y tu techo. Es hora de que crezcas. Te doy 6 meses de alquiler gratis, el séptimo o lo pagas o te vas, porque así te estoy haciendo daño"

El padre agrega unas palabras hacia ella y le dice que ella es muy importante para él.

—Ahora, más allá de esto, vos necesitas hacer algo para vos. Él también quiere hacer cambios, como la clase de tango, y eso ya es un mundo para él y para vos es una cosa irrelevante casi. Vos tenés que buscar lo que te haga feliz y decirle que si él te quiere te tiene que apoyar porque si no te va a enterrar, porque te vas a morir ahí encerrada.

Le pregunto al *R Marido* cómo se siente.

—Yo no siento que no quiero que haga sus cosas, lo que me pasa es que necesito que me mire, que me mire a mí.

Te recomiendo que leas en mi libro "Etapas vitales" o busques en internet el tema de Los Septenios y te fijes por cuál septenio está atravesando él. Porque es importante cuales son los miedos correspondientes a su Septenio. Si no lo ayudas con esos miedos él se va a poner peor. Tenes que reforzarle que lo querés, y porque lo querés necesitas hacer otras cosas. Pero confía. Él te quiere mucho y está muy orgullosos de su familia. Él es muy buen tipo.

Compartamos aprendizaje: La Buena y la mala conciencia

Quien descubrió estos conceptos que definió como buena y mala conciencia fue Bert Hellinger en la época en que ejercía como sacerdote. Lo que le llamaba mucho la atención era que la gente cuando se dirigía al confesionario ponderaba sus "faltas o pecados" de una manera muy diversa. Hasta que descubrió que estaba relacionada a los valores, las lealtades y los modelos familiares.

Decir que uno está transitando por Espacios de Buena Conciencia, significa que lo que esté haciendo está bien visto por mi familia, mis padres, lo que sería la conciencia grupal. Es sentirse en un estado de tranquilidad, de aceptación y de inclusión, es sentirse pertenecer a la familia. Ya que uno de los mayores temores es a la exclusión. Ejemplo, seguir la carrera que nuestros padres desean, continuar casados, aunque seamos infelices, continuar con la empresa de los padres, aunque la vocación sea otra, etc. ¡Seguramente tendrás algún ejemplo propio para aportar a la lista!

Decir que uno está transitando por Espacios de Mala Conciencia, significa ser o hacer lo que uno desee ser o hacer, aunque ello no esté bien visto por la familia.

El riesgo que se corre al transitar por estos espacios es el de la exclusión, ya que nuestra pertenencia está en juego. Ejemplo, elegir al amor que no está bendecido por los padres, no continuar con las tradiciones, etc.

Gran parte de nuestra vida nos la pasamos alternando de un espacio a otro. Mientras que en espacio de buena conciencia sentimos la tranquilidad de pertenecer, en el de mala conciencia, nos proporciona un aprendizaje que nos permite crecer. En el único lugar en el que podemos pertenecer y crecer al mismo tiempo es en el vientre materno. Una vez que salimos al mundo, todo cambia y esta rueda de la conciencia comienza a girar y alternar.

Constelación: Mujer (Septenio N°6 - Edad 28 a 35), maestro mayor de obras, emprendedora

Tema: Puesta en marcha del propio proyecto familiar.

—Eso que estabas hablando de los Espacios de mala conciencia y buena conciencia me ordenó lo que quiero constelar. ¡¡¡Me di cuenta de que soy la mala conciencia… en pinta!!! Me siento así con mis suegros y hacerme sentir ser la mala conciencia alejan a mi marido, alejan los proyectos que tenemos juntos; quiero mandarlos a todos lejos #$##" y agarrarlo y llevármelo y hacer lo nuestro. Pero sé que el costo es muy alto. Siento que es bueno lo que quiero hacer, pero no sé si el me sigue en esta postura.

—Pero hay un tiempo para cada cosa. A veces en seis meses se puede cerrar una ventana de oportunidad.

—Si, pero estamos a tiempo. Pero sé que es verdad eso que decís del tiempo porque yo ya siento que me estoy enojando. ¿Cómo pueden creer que yo lo manejo? Siento culpa. Ellos quieren que yo sea ama de casa y yo quiero ser empresaria. Y por eso ellos me ven como una soberbia y no como que simplemente podemos querer otra cosa. Él puede tomar sus propias decisiones y necesito que las tome.

—Creo que llegó el momento de que vos hables menos y él hable más para el afuera. Él tiene que hablar más para defenderse o para generar la dinámica que necesitan para poner en marcha lo que ustedes quieren como proyecto familiar.

—Este año no hice nada para mi cumpleaños, porque no tenía ganas. Pero mi suegro no me saludó. Y eso me dolió.

—¿Se lo dijiste?

—No, porque siento que cada vez que hablo es una bomba.

Cuando lo ven a su hijo cuidando los chicos y yo estoy encerrada estudiando se indignan.

—Bueno. Vamos a trabajar entonces. Quiero que elijas alguien para vos, o sea tu *Alma* y alguien para tu marido, dos representantes para tu mamá y tu papá, y dos representantes más para tu suegro y tu suegra.

A medida que ella los elije van entrando al campo y les pido que hagan lo que quieran, que se muevan, y que encuentren algún lugar. Y así lo hacen. Cuando observo, se ve clarísimo el cuadro de situación. Ahí le explico.

—Están en la mirada de todos de las dos familias. Fíjense cómo esta formación es la continuación del ejercicio que hicieron al principio.

La madre le respira en la nuca. El padre lo tiene de frente, cerca y se siente orgulloso, pero esa distancia tan cercana es muy castradora.

Vemos cómo, en el momento que ellos dos se abrazan, el entorno se empieza a alejar. Él se siente más aliviado que cuando entró que se quejaba que le dolía mucho el cuello.

El padre y la madre de ella están orgullosos de su hija. Su *Alma* querría que el *R Padre de su Marido* la mirara, pero él no la mira. Dice que no siente nada malo, pero querría ser vista, tenida en cuenta para los negocios.

Les pido que ellos miren hacia adelante, a lo que su *Alma* responde.

—Yo ya estoy lejos, en los árboles de allá. ¡Para mí va un poco lento esto! Risas de todos, especialmente de la *Consultante*.

Cuando ellos dieron dos pasos para adelante, provocaron que los cuatro padres se alinearan detrás de ellos dos.

Les pido que recuerden lo que hablamos del espacio buena conciencia y mala conciencia. Son esos dos pasos de mala conciencia que tienen que atravesar. Vos, digo dirigiéndome a la su *Alma* sos el motor y él, y lo señalo a su marido, sos el soporte, lo de atrás.

El *R Padre del Marido* dice que siente que necesita empujarlos hacia adelante.

—Si, pero recién ahora, dice su *Alma* con tono desafiante. Hace unos segundos de silencio y se apoya contra sus padres que la sostienen por detrás, se queda unos minutos, luego se reincorpora y produce una aclamación.

—¡Qué lindo se sintió eso! Cuando me pude apoyar en mis padres pude dejar de mirar tan hacia adelante y quise estar más en el "acá y ahora", no tan allá adelante.

—Necesitan estar bien unidos transitando las tierras movedizas, que son las más difíciles, y se pueden perder esta oportunidad que es única. Si no lo hacen, en 10 años quizás él siga trabajando con el padre y ella quizás estará haciendo su vida con otro.

—Pero ¿cómo hago para enfrentarme a ellos? —pregunta él entre aturdido y agotado.

—Justamente no tenés que enfrentarlos. Concentrate en el horizonte, no en los costados, como si esto fuera una carrera. No podés mirar al que tienes al lado ni atrás porque pierdes. Siempre se corre mirando para adelante. Ustedes primero tienen que estar de acuerdo y entender su proyecto y negocio al ciento por ciento. Y tienen que estar juntos, unidos, sin fisuras, sin distracciones, entregados el uno al otro en plena confianza.

La miro a su *Alma* y le digo:

—Si te enroscas con tu suegra perdiste. Concéntrense en lo importante. Fíjense que se despejó el entorno y se alineo todo detrás de ustedes cuando ustedes se unieron. Si entran sin ser UNO, sus propios sistemas los absorben, los llevan para atrás y vuestro proyecto se cae. Por lo tanto, creo que su salida pasa por sostener en secreto su proyecto, su emprendimiento hasta que empiece a funcionar. Este es el secreto, la unión. Lo importante son los 50 primeros metros.

—¡Qué piola —se queja jocosamente la *Consultante*—, ¡los primeros 50 metros los tengo que hacer yo!

—Si, los tenés que hacer vos —le respondo y probablemente cargándolo a él—. Pero luego él te sostiene, a vos y a los demás.

Tienen que arrancar con un plan específico, hacer las planillas, ponerse fechas, todo, ponerlo en marcha y listo.

Compartamos aprendizaje: El costo de nuestros sueños

En esta constelación se dio algo que muchas veces sucede y es que se trata de un proyecto o emprendimiento que una persona o pareja desea concretar. Fuera de las bromas que surgieron, ambos vienen de dos sistemas y realidades familiares muy distintas y a su forma transitando por espacios de buena conciencia. Él trabajando en una empresa familiar formando parte del plan de su familia para continuarla y ella una emprendedora innata con capacidad de mando. El desafío está en poder unirse para concretar sus deseos y emprender. Esto generará que El necesite transitar un espacio de mala conciencia para hacer lo propio y ser el dueño de su destino. Esos son los 50 metros en los que Ella lo va a tener que apoyar y quizás sostener.

Aquí también podemos ver como una constelación en el ámbito laboral u organizacional aporta un plan de acción para salir de la situación actual y prospectarnos al futuro.

Ya es hora de un break.

Nuestras mentes y nuestras almas nos lo reclaman. Salimos a almorzar, a estirarnos un rato y a recargar energías en este hermoso día soleado que nos invita a disfrutar.

Ya renovados volvimos a trabajar. Como nota de color del día una participante nos deleitó con un monólogo al estilo stand up que nos levantó por los aires de la risa, nos sucumbió a lo profundo con sus lágrimas y finalmente nos regaló un horizonte amoroso y esperanzador hacia donde mirar.

Compartamos el aprendizaje: ¿Cuándo sabemos que encontramos al verdadero amor?

Cuando nos disponemos a empezar surge de la conversación un tema interesante.

¿Cuándo sabemos que encontramos al verdadero amor de nuestras vidas?

La pregunta termina en mi regazo y siento todos los ojos expectantes de una opinión para lo cual me detengo y pienso unos momentos. Yo creo que sólo en nuestro lecho de muerte sabremos cual era. Necesitamos toda distancia y perspectiva posible para respondernos esa pregunta. Porque a veces elegimos bien desde el proyecto, por ejemplo, ser madres, formar una familia, romper con dinámicas familiares, realizarnos en nuestra carrera profesional, o cualquier proyecto, pero no sé si realmente elegimos desde el amor. ¿Qué tanto es amor y no algún miedo que provoca cierta ilusión y nos hace creer que es amor?

Además, creo que hacernos esa pregunta pone al amor afuera. Y el amor está dentro de uno. Cuando uno tiene una relación de amor con uno mismo puede encontrar a alguien con quien compartir ese amor que ya se tiene. Sino es buscar desde el vacío. Cuando empezamos a trabajar en nosotros mismos y en nuestros vacíos nos encontramos con nosotros y recién ahí podemos ver al otro y ver desde dónde lo elegimos.

Constelación: Mujer (Septenio N°10 - Edad 63 a 70), terapeuta holística

Tema: Terminar su casa, para tener su lugar de trabajo

—¿Qué querés constelar?

—El porqué no avanza la casa, mi casa, nuestra casa, la de mi marido y la mía. Y la de mis hijos.

—No, no es de tus hijos.

—Ellos la van a heredar cuando me muera.

—Sí, pero hasta ese día no es de ellos.

—Verdad —dice y se queda unos momentos pensando. Enseguida regresa y explica:

—El tema es que no avanzamos, sacamos un crédito, avanza un pedacito, pero luego se termina. Y yo le digo a mi marido que pinte algo y no lo hace. Y cuando le pregunto, ¿por qué no lo hace si antes lo hacía para otros? Y él me dice que esta es su casa y lo va a hacer cuando él quiera. Y él sigue con los préstamos, pero yo no necesito sólo plata, necesito que me ponga un clavito, me cambie el cuerito de las canillas y él no lo hace. Toda la plata va al auto que sacamos de 0 KM que está en el taller desde hace mucho tiempo ya y se lleva toda la plata. Yo quiero saber qué pasa, por qué no adelantamos. Yo necesito terminar esa casa para tener mi espacio para trabajar.

—Bueno a trabajar entonces —le ordeno jocosamente y le solicito que arme su trama.

—Elegí un representarte para vos y otro para tu marido le pido e invito a sumarse también al *R de su Espacio* que necesita para trabajar. Luego invito también a los créditos. Los representantes se ubican solos en el campo. Veo a su *Alma* que está muy enojada.

Y lo veo al marido, aturdido por los *R de los Créditos* que le merodean y lo tensan.

—Mirá a tu marido. Está muy preocupado por los créditos y vos están preocupada por la casa. A vos te preocupa tu espacio que no se concreta.

Le pregunto al *R Marido* cómo se siente y dice que siente que los créditos lo ayudan, y tiene razón, lo ayudan, pero también le causan preocupación y angustia porque está endeudado.

Ahora invito a los trabajos que le puedan salir a él.

—Vos te fuiste a concentrar en tus actividades para no depender de él. Entonces no dependas de él. Concentrate en tu trabajo. Eso va a generar espacio. Y luego tu trabajo lo vas a ejercer en tu espacio. Mira, no le va a salir su trabajo, mira el trabajo, está mareado. Con su grado de agobio le va a costar.

Observá cómo el campo está dividido en él y sus preocupaciones por un lado y vos con tus preocupaciones por otro —le marco la clara división que es una llamativa grieta

—¿Cuánta plata necesitas para terminarla?

—No sé —contesta agitada.

—Pedí el presupuesto y decile que ahora lo vas a hacer vos por tu cuenta y vas a contratar la gente vos y vas a administrar los créditos vos. Como siempre hiciste. Vos mantenías la casa, ¿te acordás? Una vez que eso esté, lo vas a poder ayudar desde otro lado. En esto él no puede ayudarte. Metete en ese círculo que se formó de tu lado de la grieta, déjate abrazar por él y bésalo a tu marido y decite a vos misma "yo voy a poder"

Ahora vas a poder volver a lo tuyo, esta mudanza y al haber estado por primera vez en tu propia casa te paralizó. Necesitaste de todo este tiempo para ordenarte, para darte cuenta de que no era un sueño. Todo lo que pasó fue para despertarte del sueño. Ya estás despierta y a un paso de poder cerrar literalmente tu espacio, ya que están las paredes por la mitad, solo faltan la aberturas y el techo. Ocupate de ordenar tu casa y a tu marido. Volvé a ser vos misma. ¡Vos podés!

Compartiendo aprendizaje: La importancia de nuestro lugar

Cuantos de nosotros tenemos nuestro lugar, nuestro espacio, desde un taller con herramientas, nuestro escritorio, nuestra oficina, nuestro rincón. Sin él es como que nos falta nuestro lugar en el mundo. Yo viajo mucho haciendo este maravilloso trabajo, pero en cada ciudad, tengo mi lugar, mi rincón, ese olorcito que te hace sentir en casa. ¿Cuál es tu lugar en el mundo? ¿tenés un lugar? ¡Si no lo tenés buscalo o hacelo!

Ya hemos constelado todos. El campo está en paz. Y todos estamos con muchas ganas de un descanso para un esfuerzo bien remunerado, relajarnos, y salir a caminar. El sol aún radiante resplandece sobre el plácido lago mientras el aire acaricia todo. Antes de dispersarnos le pido a cada uno que encuentre un lugar que los inspire y que escriban algo, lo que sea que quieran compartir con ustedes, los lectores, sobre esta experiencia que han vivido.

Increíblemente nos sobró un poquito de tiempo y ¡todos quisieron seguir trabajando! ¿Cómo puede ser? ¿No están agotados y hartos de escucharme? Parece que no... Admiro su energía y su incansable labor para lograr llevar la vida que quieren llevar.

Aprovechamos entonces este rebrote de energía renovada y nos disponemos a hacer una última dinámica sistémica que podríamos llamar "Honrando nuestras etapas vitales".

Ejercicio 5: *Dinámica sistémica "Honrando nuestras etapas vitales"*

Consigna:

Si bien el ejercicio ideal sería formar grupos y que en ellos tengamos tantos integrantes como etapas de vida agrupadas por septenios, lo he adaptado a la cantidad de asistentes.

Entonces armamos grupos de 6 personas donde cada uno va a representar una etapa de la vida, dividido en etapas de 10 años abarcando desde la Infancia, adolescencia, adultez y vejez.

Se van posicionando frente a cada etapa y hacen lo que necesitan, la abrazan, la despiden, la reverencian, la lloran... lo que necesiten para llegar a hacer las paces con ellas.

Cierre y Despedida.

Este seminario ha sido una experiencia espectacular. No sólo el clima, el lugar, la comida, todo más allá de nuestras expectativas sino, y principalmente, por el grupo humano que concurrió. Y eso que el clima, el lugar y la comida han sido de ensueño. Pero como todo, llegó el final. ¡Aunque nos queda una merienda todavía!

Sólo voy a agregar unas pocas palabras.

De corazón, espero este seminario les haya resultado útil a los participantes y también a los lectores. Anhelo desde el fondo de mi alma que podamos avanzar todos los días hacia nuestros sueños.

Yo hoy estoy cumpliendo dos sueños. El primero es el de llevar adelante este seminario acá y acompañarlos a ustedes en sus procesos. Llega un momento donde los maestros se van, y ya no están, sin ser maestro me anime con mis herramientas a ayudar a la gente. Porque esa es mi vocación: sentirme útil y que ustedes estén mejor, resolviendo y siendo.

Y el otro es terminar mi primer libro dedicado especialmente a las Constelaciones desde los que son mis Seminarios Intensivos, que este sería mi número 15. También para comenzar a contar un poco de mi historia personal y experiencias para que queden a mis hijos y nietos. Lamentablemente no pude contar con la historia de mis anteriores, salvo por la suerte que tuve al poder disfrutarlos y me siento muy feliz al poder honrarlos en estas líneas con mi recuerdo y amor.

Ambos sueños hubieran sido imposibles de lograr sin ustedes.

Por eso les doy las gracias a cada uno de ustedes porque ustedes son quienes le dan sentido a mi trabajo y a mi vida.

Con un gran aplauso damos cierre a este seminario y nos lanzamos hacia la carrera al grito de… ¡¡¡¡A merendar!!!!

Testimonios

Me voy con el alma llena, feliz y empoderada para comenzar a trabajar en la (mujer) que quiero ser mañana. Fueron tres días de trabajo intenso, de mirar para adentro, de trabajar y sacar miedos, angustias, mochilas y un gran etc. doy gracias a cada uno de mis compañeros de convivencia, ya que gracias a ellos pude correr el velo de muchas cosas que no estaba preparada para ver o trabajar.

Un gracias enorme a Claudio quien, con su calidez y talento como facilitador, me permite avanzar un paso más en este maravilloso camino de las constelaciones con el fin de acercarme más al ser que quiero ser.

Anhelo que todos y cada uno podamos avanzar un pasito en este camino llamado vida. Ojalá nos volvamos a ver muy pronto con nuevos desafíos por superar.

Gracias por permitirme colaborar y confiar en mí como participante. De cada constelación me llevo mucha información.

Cosas que me quedaron resonando fuerte en mi cabeza y alma:

1. *Que uno elige su destino o termina formando parte del plan de otros.*
2. *Rol de padres desafiar a nuestros hijos para hacerlos más fuerte más luchadores.*

3. *Escribir mis metas a corto, mediano o largo plazo como, por ejemplo: ponerme en primer lugar empezando por aceptarme y quererme. Dejar de ocuparme de todos por la necesidad de agradar y ser aceptada.*

Por muchos más encuentros compartidos... Le digo hasta pronto con mucho afecto.

En esta búsqueda del ser reencontré a la guerrera que hay en mí y pude visualizar mi sistema familiar, despedir a mi padre, aceptar a mi madre y a mi hermana con amor y agradecer a cada cosa que me pasó que me hizo Más fuerte.

Vine inquieta, con incertidumbre y me voy más tranquila viendo hacia el futuro con más claridad respecto de lo que quiero y lo que voy a hacer para ser.

Llegamos a localidad de Capilla del señor nueve personas que viajamos desde Concepción del Uruguay. Nos encontramos con un lugar maravilloso paradisíaco lleno de naturaleza, árboles grandes, pájaros diversas, un lago, una pradera extensa y el otoño coloreando el paisaje.

Llegué muy contenta de haberme permitido venir, de desear estar aquí y de que se me haya posibilitado estar. Cuando llegué todo el grupo nos presentamos y Claudio, humilde y tan cercanamente nos saludó y nos invitó a merendar y luego a reunirnos en el salón para empezar con las actividades.

Luego de presentarnos nos preguntó qué temas veníamos a trabajar o a ver. Verdaderamente no tenía claro qué me había traído o quizás me asustaba tocar el tema que más me molesta en mi vida, ya que es mi gran secreto y no sabía si quería decirlo. Quizás por miedo a saber y perder ese amor o por miedo a que me juzguen. Por suerte no fui la primera en hablar y a medida que los demás participantes compartían sus temas me fui aclarando.

Es como una especie de confesionario, decidir el tema, hacerte consciente, reconocer dónde estás, tu dolor, tus pensamientos, tus emociones.

Tu vergüenza se va, lo contás, perdés el miedo a que te juzguen, y te liberas, te aceptas, así como estás en este momento. Y te haces cargo, responsable de tus decisiones y abrís la puerta para cambiar, para caminar hacia la vida que soñás.

Luego de casi tres días juntos, de ver y participar en 18 Constelaciones, de compartir dinámicas de empoderamiento, de ordenar prioridades, de cambiar paradigmas de vida hacia la confianza en que sí puedo ser y hacer lo que me hace feliz, me voy con fuerza de accionar hacia concretar mis deseos, de jugármela por lo que quiero, sin miedo del qué dirán, con la fuerza y el apoyo de mi familia y con la información necesaria para tomar decisiones de crecimiento, de ser más yo misma, libre y naíf enamorada.

Agradezco por este encuentro a Claudio por brindarse tan abiertamente y compartir su experiencia y conocimiento.

Agradezco al lugar, a la naturaleza que nos contuvo, a la gente maravillosa que nos atendió, y a la calidez del grupo que me permitieron aprender más y sanar.

Es mi primer constelación y ha sido muy fuerte para mí ya que me he dado cuenta cuánto dolor me ha causado la muerte de mi hijo ya hace más de vente años y que aún no he sanado.

Vine con expectativa de lo que sería yo, ya que consideraba que no me conocía y me voy sabiendo lo que tengo que reparar y dónde estoy ubicada. Sensaciones, emociones tristeza y alegría tengo en mi cuerpo. Ya que siento estar emprendiendo mi camino, no sólo a sanar sino a ser quien quiero ser y no como me han limitado a serlo.

Vine aquí con algunas expectativas, no muy claras, de sanar un problema de salud que se había hecho crónico. Los médicos que consulte no me daban ninguna respuesta ni tratamiento efectivo. Tampoco estaba segura de cómo encarar el problema a constelar.

Después de presenciar algunas Constelaciones de otras personas, decidí constelar mi familia: padre, madre, y he podido comprender cosas del pasado familiar, de mis ancestros que yo realmente ignoraba. Me llevo una experiencia muy importante, y la expectativa de haber sanado mi problema de salud.

Fueron tres días intensos e increíbles. Vine con pocas expectativas sin saber bien qué tema constelar, creo que fue la decisión correcta el constelar al hijo de mi pareja, eso me trajo tranquilidad y paz.

El poder ayudar a otros en mayor o menor medida, me permitió entender que el compañerismo, la unión y sobre todo el apoyo mutuo, es lo que necesitamos como sociedad para pasar cualquier obstáculo.

Constelar es Madre y Padre.
Fuente de agua.
"Viajera en la vida".
"Conocimiento es como el agua"

Gracias Ángeles. Gracias Claudio.Gracias a cada uno de ustedes.

Los abrazo.

Agradezco el lugar del encuentro que nos ha sostenido tan maravillosamente. Tres días para volver a lo esencial, en compañía de personas también interesadas en sanar, reencontrarse y desde La Paz avanzar. Esta experiencia me ha permitido ver la vida desde un lugar más puro y genuino. Aceptar lo que es abrazar el dolor y así transformarlo. Ayudar a otros en su proceso. Encontré un sentido vital que no tenía consciente logrando atar cabos sueltos de mi vida llegando a una conciencia más profunda de mí y mi historia. Ver es liberación, ordenarse en el sistema de uno es amor y aceptar permite avanzar y avanzar es vivir, porque la vida siempre se abre paso. Gracias a todo lo que hizo posible esta convivencia. En los otros sus historias, sus miradas, sus carencias y bellezas. Me reconozco y me siento unida a la vida para avanzar.

Volver a nacer es posible cuando conectamos con el amor y aceptamos lo que es. Y así el telar de la vida se teje continuamente. Aprendí del balance necesario entre los diferentes ámbitos de nuestra vida, que muchas veces van más allá de nuestras hipótesis, que el amor siempre busca llegar, que lo que se rechaza se repite y que el dolor hay que amasarlo con mucha compasión y verdad. Siempre se puede estar mejor, hay que perseverar desde las buenas intenciones.

Volver al orden es volver a la vida, que siempre pide que nos reconozcamos, transformemos aceptando nuestros dolores y nuestras alegrías, que nos decidamos de verdad a vivir la vida en plenitud. Encontré un espacio maravilloso para reconocer y aceptar todo lo que traigo y soy, para volver a lo simple y a la belleza y fuerza de compartir con otros porque no estamos solos.

Gracias al grupo, a Claudio, A las constelaciones, a la gente de la reserva, la rica comida y la hermosa naturaleza.

Gracias a la vida.

Vine feliz. me voy expandida! Siempre es revelador para mí lo que "sale", lo que "veo" en esta hermosa herramienta. No sólo cuando transitadas tu propia constelación sino cuando te eligen para participar en la de los demás.

Agradecida de cada rol, historia de la cual me tocó participar. Sané muchísimo. ¡Hermoso grupo! ¡¡¡Y Claudio con mucha seriedad y profesionalismo hace que en temas dolorosos haya LIVIANDAD, LUZ y HUMOR!!!

Lo Super recomiendo. Es un RX del alma por el cual hay que pasar.

Este fin de semana de convivencia me sigue abriendo el camino a la vida que he decidido vivir hace algunos años. En unos pocos meses cumplo 60 y las constelaciones han sido la herramienta perfecta para capitalizar lo vivido, tomar lo hermoso, fortalecerme, reconocerme tal como soy, soltar con amor lo que no me hizo bien y entender que si nos conectamos profundamente con nosotros podemos hacer de la vida que vivimos una experiencia fantástica

¡¡¡¡Como siempre digo!!!! Esto es magia... MAGIA PURA. Nos encontramos con nuestras vivencias, transitamos, perdonamos, comprendemos, aceptamos y avanzamos...

Sin cargas, sin mochilas, sin tomar lo que no corresponde y tomando lo que necesitamos... AMOR Y FUERZA.

Hace ya varios años camino por distintos lados...

Hace un poco más de dos años (ando) por este sendero que no tiene vuelta (suelo llamarlo el camino de la vida), lleno de personas dispuestas a un gran cambio, llenas de valentía para enfrentar y enfrentarse a sí mismo...

Dispuestas a ser feliz.

Gracias por cada vivencia, por cada aporte y por la confianza en sí mismos, de solo poder ser.

Nunca me sentí tan identificada cuando participé en una constelación grupal. En ese momento me di cuenta de que puedo estar al servicio del otro, siempre y cuando yo tenga ganas. Que debo decir NO para satisfacer mi autoestima tantas veces quiera.

Convivencia de tres días, me dijeron, en un lugar súper tranquilo, vas a vivir algo diferente y yo no pensé en otra cosa que en participar.

Y aquí estoy feliz, realizada, constelamos, nos emocionamos, reímos como locos, compartimos, y de paso me voy renovada con una mochila menos, porque eso es constelar, quitarte peso de tu espalda, dolores viejos que antes los solucionada con pastillas, ahora no, todo fluye, gracias,

Claudio Alberto González, gracias, Dios por haberlo cruzado en mi camino. Ahora sé lo que es perdonar desde el corazón, soltar, amar sin más.

Gracias universo por este maravilloso lugar llamado La Reserva que nos cobijó en medio de la naturaleza.

Llegué a un lugar espectacular, donde todo era una combinación perfecta.

El espacio, la gente, las energías, todo al servicio de las constelaciones familiares. El movimiento álmico fue intenso y sanador. Me siento feliz de haber participado y agradecida tanto a mis compañeros por lo experimentado y al constelador por el cuidado y respeto con el que manejó cada caso.

Gracias a todos.

Vine llena de temor; cansada de toda la situación y el conflicto en mi vida... Todo lo que tengo lo disfruto a medias y no me merezco eso...

Me voy fortalecida en mí misma, sabiendo que las decisiones que tome de ahora en más van a hacer solo para mi bienestar y no para los demás. Y que si no me valoro a mí misma nadie más lo va a hacer. Ahora voy a ser visible para todos.

Epílogo

Tengo un remolino de pensamientos en mi cabeza al finalizar mi tercera revisión de este libro, ayer escribí seis mil palabras sobre un tercer libro que quiero publicar, estoy despertando dentro de mi interior muchas acciones. Estoy contento de escribir una sección llamada "Notas mías", me ayudará en próximas ediciones.

Mis editores me aconsejan escribir y hacer, me repiten que el camino se muestra al transitarlo.

¡Estoy muy feliz y orgulloso de cómo está quedando el libro! ¡Aprovecharé a imprimirlo en España y no es menor ya que es tierra de mis ancestros!

¡Hasta la próxima! Estimado lector, ¡cuentas conmigo!

¡Si has llegado hasta acá, me comprometo a acompañarte por siempre!

Índice